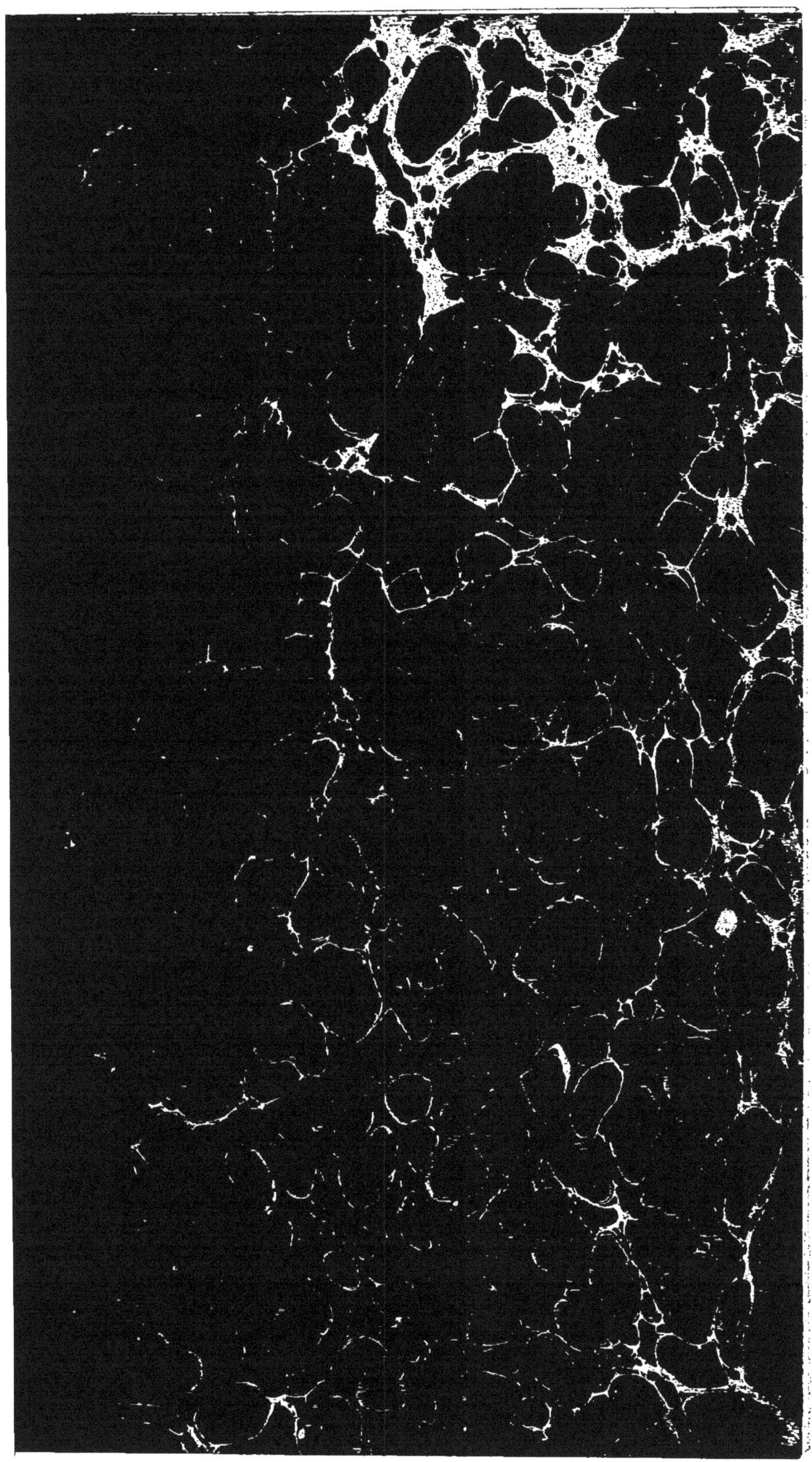

Tb 21 28

T 2660
M.e.

RÉPONSE

AUX PRINCIPALES OBJECTIONS DIRIGÉES CONTRE LES PROCÉDÉS SUIVIS

DANS

LES ANALYSES DU SANG.

IMPRIMÉ CHEZ PAUL RENOUARD,
rue Garancière, n. 5.

RÉPONSE AUX PRINCIPALES OBJECTIONS

DIRIGÉES

CONTRE LES PROCÉDÉS SUIVIS

DANS

LES ANALYSES DU SANG

ET CONTRE

L'EXACTITUDE DE LEURS RESULTATS,

PAR

MM. ANDRAL ET GAVARRET.

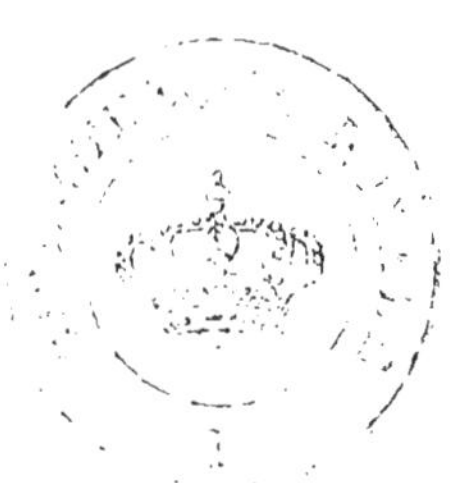

PARIS,

FORTIN, MASSON ET Cie,

PLACE DE L'ÉCOLE DE MÉDECINE, N° 1.

1842.

RÉPONSE

AUX PRINCIPALES OBJECTIONS DIRIGÉES CONTRE
LES PROCÉDÉS SUIVIS DANS

LES ANALYSES DU SANG

ET CONTRE

L'EXACTITUDE DE LEURS RÉSULTATS.

Personne ne saurait contester aujourd'hui la réalité des altérations du sang dans les maladies, et l'importance de leur étude. La dissidence ne semble plus possible que relativement au choix de la méthode la plus convenable à suivre pour pouvoir déterminer, avec quelque rigueur, la nature de ces altérations. Nous avons cherché ailleurs (1) à prouver que la seule considération des propriétés physiques du sang et de ses changemens d'aspect, ne pouvait conduire le plus souvent qu'à des notions insuffisantes ou fausses. Pour pénétrer un peu profondément et d'une manière véritablement utile dans la connaissance des altérations du sang, il faut l'analyser; il faut séparer et étudier un à un les différens principes qui le composent, afin d'arriver ainsi à constater jus-

(1) Cours professé à la Faculté de médecine en 1840-41, — et Réponse à une lettre de M. le professeur Forget de Strasbourg (*Gazette médic.*, 1841).

1

qu'à quel point, sous l'influence de certaines conditions physiologiques ou pathologiques, chacun de ces principes peut varier dans ses proportions relatives ou absolues. Telle est la pensée fondamentale qui nous a guidés, lorsque nous avons entrepris le travail dont nous avons fait connaître les premiers résultats dans un Mémoire lu à l'Institut, en juillet 1840, et imprimé dans le tome LXXV des *Annales de chimie et de physique.*

Peu de mois s'étaient écoulés depuis la publication de nos recherches, lorsqu'il parut, dans les *Archives de médecine* (tomes IX et X), un travail où l'on s'efforçait de démontrer que les procédés suivis dans l'analyse du sang, étaient radicalement vicieux. Nous ne crûmes pas devoir répondre immédiatement à cette critique, aimant mieux employer notre temps à consolider nos recherches en les poursuivant, et nous réservant de discuter avec maturité les objections qu'on nous adressait dans l'ouvrage étendu que nous nous proposons de publier prochainement sur une matière qui fait, depuis quatre ans, un des objets les plus constans de nos méditations. Mais, plus récemment, un autre écrivain a dirigé de nouvelles attaques contre l'exactitude même de nos résultats et contre l'interprétation que nous en avons donnée. Nous avons cru dès-lors ne plus pouvoir différer notre réponse : il nous a semblé que nous devions, dans l'intérêt même d'une science où l'on venait ainsi jeter l'incertitude et le doute, consacrer quelques pages à réfuter des critiques que nous ne croyons pas fondées : tel est le but de l'écrit que nous publions aujourd'hui, et dans lequel nous trouverons, en même temps, l'occasion d'établir plusieurs points de doctrine auxquels nous donnerons ailleurs de plus amples développemens.

Nous consacrerons un premier article à répondre aux critiques qui ont été dirigées contre les procédés que nous avons suivis ; puis, dans un second article, nous discuterons celles qui ont été plus spécialement adressées à quelques-uns de nos résultats.

Mais, auparavant, nous croyons nécessaire de bien déterminer la signification attachée aux expressions, d'albumine, de fibrine et de globules, c'est-à-dire de ceux des matériaux organiques du sang, dont nous avons essayé, dans nos Recherches, de constater les modifications de proportion ; car il nous a semblé qu'une partie des objections qu'a soulevées notre travail, dépendait de ce qu'on se faisait généralement une idée peu nette de la valeur de ces expressions, et de leur véritable sens en chimie organique.

Albumine. L'albumine est une substance organique quaternaire qui existe à l'état de dissolution dans le liquide sanguin, et qui conserve toujours cette manière d'être, à moins qu'on ne fasse intervenir une température de 75° et au-dessus, ou l'action de certains réactifs chimiques. Soit qu'on examine le sang dans les vaisseaux, pendant la vie ou après la mort, soit qu'on étudie ce liquide hors de l'économie, on rencontre constamment l'albumine à l'état de dissolution. Cette substance ne passe jamais spontanément à l'état solide.

Fibrine. La fibrine a la même composition élémentaire, et présente à-peu-près les mêmes réactions chimiques que l'albumine. Au point de vue purement chimique, il est impossible d'établir une ligne de démarcation nette et précise entre ces deux substances. Et cependant le physiologiste et le médecin ne sauraient les confondre l'une avec l'autre. C'est qu'en effet, comme le dit très bien M. Mandl (*Archives gé-nérales de médecine*, 3ᵉ série, tom. x, pag. 204) :

« La médecine trouvera toujours une différence entre deux « substances, dont une (l'albumine) reste liquide, l'autre (la « fibrine) se coagule spontanément. »

La fibrine et l'albumine sont donc deux matériaux organiques isomériques, c'est-à-dire deux corps ayant la même composition élémentaire, et distincts cependant par un caractère de la plus haute importance, la propriété d'éprouver la coagulation spontanée qui est l'apanage exclusif de la fibrine. C'est en vertu de cette propriété que la fibrine joue le rôle principal dans le phénomène de la solidification du sang, forme le canevas de la partie de la saignée connue sous les noms de *caillot*, de *cruor* et d'*insula*, et sert de trame à ces nombreuses concrétions, si diverses de forme et de couleur, qui se montrent dans le système circulatoire, soit après la mort, soit même pendant la vie, dans quelques circonstances spéciales.

Pour nous donc médecins, les mots *fibrine* et *principe du sang spontanément coagulable,* doivent être des expressions synonymes. Toutes les fois que le sang abandonné à lui-même passe de l'état liquide à l'état solide, nous devons affirmer la présence de la *fibrine* dans son sein ; toutes les fois, au contraire, qu'en pareille circonstance le sang reste liquide et n'offre aucune trace de coagulation, nous devons le considérer comme privé de son élément spontanément coagulable, de sa *fibrine*.

Supposons un instant qu'en vertu de l'intervention d'une circonstance quelconque, pathologique ou autre, la fibrine du sang perde tout-à-coup la propriété de se coaguler spontanément; pour nous, dès ce moment, la fibrine a cessé d'exister. Sans doute les élémens de cette substance sont restés dans le liquide sanguin, mais affectant entre eux d'autres rapports, avec d'autres propriétés que celles de la fibrine, confondus enfin dans la masse des matières albumineuses. Car, qu'est-ce que de la fibrine qui a perdu la propriété de se coaguler spontanément? Evidemment de l'albumine; puisque toute propriété distinctive a disparu, et que la composition élémentaire est rigoureusement la même.

Ce que nous venons de dire de la transformation possible de la fibrine en albumine, n'a rien qui doive étonner. Depuis long-temps la chimie organique nous a habitués à des phénomènes de ce genre. Ainsi, par exemple, placez dans un flacon une dissolution aqueuse d'urée; faites intervenir une de ces circonstances qui déterminent la réaction de l'eau sur cette substance organique, circonstances qui se produisent tout spontanément dans l'urine abandonnée à elle-même, et tout-à-coup sans que l'œil ait rien aperçu, bien que tous les élémens de l'urée soient encore dans le flacon, le vase ne contiendra cependant plus d'urée. Mais, au lieu d'une dissolution d'urée, vous aurez une dissolution de carbonate d'ammoniaque. Quelle immense distance entre ces deux corps, l'urée et le carbonate d'ammoniaque! et cependant cette transformation s'est opérée par un simple déplacement d'atomes, sans que le liquide ait rien perdu, sans qu'il ait gagné un seul élément nouveau.

Si donc les médecins et les physiologistes veulent éviter toute confusion, et introduire un peu de clarté dans l'histoire du liquide le plus important de l'économie, ils doivent, comme nous l'avons déjà dit, accepter les mots de fibrine et de corps

spontanément coagulable comme des expressions synonymes; ils doivent reconnaître la fibrine partout où le sang
se solidifie, et ne reconnaître pour *fibrine* que cet élément
du sang qui, abandonné à lui-même, passe spontanément de
l'état liquide à l'état solide.

Les belles et ingénieuses recherches de Muller ont démontré d'une manière incontestable que, pendant la vie, la
fibrine existe dans le sang à l'état de corps indépendant et
distinct des autres matériaux organiques de ce liquide. C'est
donc en dehors de l'élément globulaire, dont nous allons
nous occuper maintenant, qu'il faut rechercher cette matière
spontanément coagulable qui joue un si grand rôle dans les
phénomènes physiologiques et pathologiques.

Globules. Chacun sait que les globules sanguins proprement dits sont (dans l'espèce humaine) de petits sphéroïdes
de $1/125^e$ de millimètre de diamètre, qui pendant la vie rou-
lent à l'état de suspension dans le torrent circulatoire, et
entrent dans la composition du caillot quand le sang a subi le
phénomène de la coagulation spontanée. Bien que la totalité de
l'hématosine se trouve en réalité dans les globules, il s'en faut
cependant de beaucoup que ces corpuscules soient exclusive-
ment constitués par cette matière colorante. Outre l'hématosine en effet on rencontre dans les globules une matière animale dont la composition paraît être la même que celle de
l'albumine et de la fibrine. Mais, au point de vue physiologique, cette substance organique propre aux globules, ne
saurait être confondue ni avec l'albumine ni avec la fibrine;
car d'une part on la rencontre toujours intimement unie à l'hématosine, et d'autre part le rôle qu'elle joue dans l'économie
est inséparable de cet état d'arrangement moléculaire qu'elle

affecte constamment, de cet etat globulaire si distinct de celui qui caractérise chacun des deux autres principaux élémens du sang.

On peut donc dire d'une manière générale que, indépendamment d'un certain nombre de matières grasses et colorantes dont nous avons à dessein évité de nous occuper, le sang contient une seule substance organique qui, sans changer de composition, est susceptible de se présenter sous trois variétés bien distinctes, caractérisées chacune par une manière d'être toute spéciale, et constituant ainsi les trois principaux élémens de ce liquide. Faites que cette matière animale existe en dissolution dans le sang et qu'elle conserve toujours cet état liquide, soit pendant la vie, soit hors des vaisseaux, et vous aurez l'*albumine*. Distinguez-la de l'albumine en lui donnant la propriété de se coaguler spontanément et vous aurez constitué un autre élément du sang, la *fibrine*. Faites enfin qu'intimement unie à l'hématosine elle s'arrondisse en petits sphéroïdes, et vous aurez produit l'élément le pius remarquable du sang, le globule proprement dit. (1)

ARTICLE PREMIER.

Quand on réfléchit aux rôles si distincts que ces trois élémens du sang jouent dans l'économie, et quand on se pénètre

(1) Du reste, en nous exprimant ainsi, nous ne faisons que rappeler une idée déjà introduite dans la science par Berzélius. Voici ce que dit cet illustre chimiste (*Annales de chimie*, tom. LXXXVIII, pag. 71):
« Ces substances se ressemblent si intimement, qu'elles peuvent être
« considérées comme les modifications d'une seule et même substance.
« Je les appellerai, par la suite, en parlant d'elles collectivement. *les*
« *parties albumineuses du sang.* »

bien de cette idée que leurs propriétés si diverses, ils les doivent non à une différence dans leur composition élémentaire, mais à un simple accident de manière d'être, d'état physique, on doit rester convaincu que, dans des recherches destinées à éclairer les questions relatives à l'importance des altérations du sang dans les maladies, il était nécessaire de recourir à des procédés qui ne pussent, dans aucune circonstance, modifier les formes affectées par les élémens de ce liquide. Il fallait, pour ainsi dire, parvenir à opérer une séparation toute mécanique, afin de les isoler en nature, et d'arriver ainsi à une appréciation exacte et rigoureuse de leurs proportions absolues et relatives. C'est parce que le procédé d'analyse indiqué par M. le professeur Dumas dans ses savantes leçons à l'Ecole de médecine et qu'il a bien voulu nous développer luimême avec la plus grande bienveillance, nous a paru réunir toutes ces conditions, que nous nous sommes empressés de l'adopter. Un micrographe distingué, ayant cru devoir signaler cette méthode comme *insuffisante, inexacte*, comme une *source intarissable d'erreurs graves* (1), nous devons démontrer le peu de fondement de ces assertions propres à jeter des doutes sur la valeur des résultats auxquels nous sommes ainsi parvenus.

§ Ier. DE LA FIBRINE.

Pour obtenir la fibrine qui existe dans le sang, nous avons employé le procédé suivant. Immédiatement après sa sortie de la veine, le sang encore liquide est versé dans une cuvette

(1) *Archives générales de médecine* (tomes IX et X), 3e série.

et fortement agité avec un balai composé de brins raides et
déliés. La fibrine ne tarde pas à éprouver le phénomène de la
coagulation spontanée. Elle apparaît alors sous forme de fi-
brilles qui s'attachent aux brins du balai et de flocons écu-
meux qui nagent dans le liquide sanguin. Cela fait, on détache
avec soin les filamens fibrineux adhérens au balai, et on pro-
jette le tout sur un linge fin à mailles serrées. Le sérum, em-
portant avec lui presque tous les globules, passe à travers le
filtre, et il ne reste au-dessus que les filamens et flocons fibrineux colorés par de l'hématosine. La matière, qui est restée
sur le linge, lavée sous un filet d'eau jusqu'à ce que le liquide
passe complètement incolore, devient d'une parfaite blancheur
et représente exactement *la totalité de l'élément spontanément coagulable*, c'est-à-dire *de la fibrine* du sang en expérience.

Ce procédé fort simple et fort expéditif a paru insuffisant
à M. Mandl qui lui adresse des reproches dont il se serait certainement dispensé s'il eût bien voulu prendre la peine de le
mettre lui-même quelquefois en pratique.

« Voilà, dit-il (*Archiv. gén. de Méd.*, t. ix, 3ᵉ série,
« p. 182), bien des précautions à prendre, pour arriver à
« un résultat peu précis, puisque la science ne peut me ré-
« pondre que toute la fibrine est coagulée, qu'une grande
« partie n'est pas restée dissoute. »

Nous en demandons bien pardon à M. Mandl, mais rien
n'est plus facile que de constater, en pareil cas, le fait de la
coagulation de la fibrine tout entière.

Supposons en effet un instant que, pendant le battage du
sang, la totalité de la fibrine ne se soit pas coagulée. Celle
qui aura conservé l'état liquide devra nécessairement passer

à travers les mailles du linge, et éprouver plus tard le phénomène de la solidification au milieu de la masse sanguine qui
s'est écoulée pendant le filtrage. Or, l'expérience, cent et
cent fois répétée, prouve que *jamais* un semblable phénomène
ne se présente. Il n'y a donc plus de fibrine dans le liquide qui
est passé à travers le filtre, elle s'est donc toute coagulée
pendant le battage, elle est donc restée tout entière sur le
linge, le procédé n'est donc pas inexact.

Que penser maintenant des efforts que fait M. Mandl (*loc.
cit.*, tome IX, pag. 295 et suiv.), pour démontrer que, dans
tous les cas où les observateurs ont constaté une diminution
notable dans le chiffre de la fibrine, cela tenait à ce qu'une
partie de cet élément du sang avait échappé à leur analyse. Il est bien évident que ce n'est pas à un retard apporté
dans le phénomène de coagulation de la fibrine que cette diminution est due, puisque nous venons de démontrer que,
dans la masse sanguine défibrinée par le procédé du battage,
il ne restait pas la moindre trace de corps spontanément coagulable. M. Mandl, il est vrai, ajoute (*loc. cit.*, tome X,
page 198) :

« Nous avons entendu parler d'une absence apparente de
« la fibrine, quand elle est rendue incoagulable par la pré-
« sence des sels. »

D'abord nous répondrons à M. Mandl qu'il n'a nullement
démontré que, dans les cas où nous avons constaté une diminution de fibrine, les sels du sang étaient en plus forte proportion. Et puis cet habile micrographe a-t-il donc oublié qu'il a
donné lui-même la propriété de se coaguler spontanément
comme le seul caractère à l'aide duquel la fibrine peut être
distinguée de l'albumine; que là où, pour une raison ou pour

l'autre, il n'y a pas de corps spontanément coagulable, le médecin ne peut reconnaître la présence de la fibrine ; que, si la fibrine joue dans l'économie un autre rôle que l'albumine , ce n'est pas en vertu d'une différence dans la composition de ces deux élémens , mais seulement parce que chacun d'eux affecte une manière d'être qui le caractérise et le sépare de l'autre.

Lors donc qu'en battant le sang sorti de la veine, on constate une diminution du chiffre de la fibrine, cette diminution n'est pas *apparente,* mais *réelle* et *incontestable.*

M. Mandl semble croire que la macération dans l'eau , que l'on est obligé de faire subir à la fibrine pour la décolorer, doit lui faire perdre une partie de son poids.

« Puisque, dit-il (*loc. cit.*, tome ix, pag. 189), elle se « transforme en gélatine par la putréfaction, et cette géla- « tine est soluble dans l'eau. »

Eh quoi ! M. Mandl en est-il encore à apprendre que le temps nécessaire pour décolorer la fibrine est fort court, et que, dans aucun cas, la conversion de la fibrine en matière soluble dans l'eau, ne peut s'opérer en quelques instans? M. Mandl n'a donc jamais essayé de décolorer lui-même de la fibrine. Encore ici un peu de pratique l'aurait mis à l'abri de cette erreur.

M. Mandl adresse au procédé de l'agitation rapide du sang, une autre objection tirée d'expériences qui lui sont propres. D'après lui, si l'on bat à part deux quantités égales du même sang, l'une à l'état de pureté, l'autre mêlée à du pus, la première portion de sang fournit plus de fibrine que la seconde. A la vue d'un semblable résultat, un observateur logique aurait dit : La première portion de sang fournit plus de fibrine que la deuxième; donc, le pus a la propriété de détruire la fibrine. Et certes, il n'y aurait réellement pas à s'étonner beaucoup, si le pus jouissait d'une pareille réaction sur la fibrine. Ce raisonnement tout simple n'a pas été fait par M. Mandl; aussi aime-t-il mieux dire que les deux portions de sang contiennent autant de fibrine l'une que l'autre, mais que le procédé du battage est insuffisant pour extraire la fibrine du sang mêlé à du pus (*loc. cit.*, tome ix, p. 181).

Mais, pour que le battage ne puisse plus constater la présence de la fibrine, il faut qu'elle ait perdu la propriété de se coaguler, il faut enfin qu'elle ait cessé d'être de la fibrine. C'est donc toujours la même discussion de mots que M. Mandl soulève à chaque instant, c'est toujours de la fibrine qui n'est plus de la fibrine qu'il veut forcer les observateurs à séparer du sang. Nous finirons, en vérité, par rester convaincus qu'il ne se fait pas une idée bien nette de ce que c'est que la fibrine.

Sans doute le pus ajouté à du sang ne fait pas disparaître les élémens de la fibrine. Mais du moment où il n'y a plus de coagulation spontanée, ces élémens qui sont restés dans le liquide ont affecté entre eux de nouveaux rapports pour constituer un corps qui n'a plus les propriétés caractéristiques de la fibrine, qui en un mot n'est plus de la fibrine. Mais prenons un exemple et transportons-nous un instant sur un terrain bien connu de M. Mandl. On place une tache de sang au foyer du microscope, et on constate la présence d'une énorme quantité de globules. Sur cette tache on fait arriver un peu d'ammoniaque et immédiatement les globules ne sont plus aperçus. M. Mandl dira-t-il que les globules sont encore là, mais que le microscope est impuissant par en révéler la présence? non, il se garderait bien d'émettre une semblable opinion. Et cependant les élémens de ces globules n'ont pas disparu, ils sont encore là en totalité dans ce liquide placé au foyer du microscope; mais ils ont perdu leur arrangement moléculaire, ils constituent de nouveaux corps ; il n'y a plus de globules enfin. Il en est de même de cette fibrine qui, d'après M. Mandl, aurait, sous l'influence du pus, perdu la propriété de se coaguler, elle existe encore en tant que ses élémens constitutifs sont demeurés dans la masse sanguine, mais elle n'existe plus en tant que corps spontanément coagulable, distinct de l'albumine, en tant que fibrine enfin.

La fibrine, une fois recueillie *en totalité* et complétement dépouillée de matière colorante, il faut la dessécher pour la débarrasser de l'eau qui l'imbibe, et arriver à une évaluation exacte de son poids. Personne jusqu'ici n'avait certainement songé à chercher, dans cette opération de dessiccation de la fibrine, des objections sérieuses contre l'exactitude des analyses du sang. C'est ce qu'a voulu faire M. Mandl.

« Relativement au desséchement de la fibrine, dit-il (*loco* « *cit.* t. IX, p. 190), nous croyons pouvoir y signaler une « nouvelle source d'erreurs, *intarissable* même pour le même « observateur. En effet, qui dira que la fibrine est parfaite- « ment desséchée? ne se peut-il que l'on s'arrête en croyant la « fibrine déjà parfaitement sèche, tandis qu'elle contient en- « core une quantité notable d'eau? »

Si M. Mandl ne l'avait pas dit lui-même, nous n'aurions jamais osé l'accuser d'ignorer qu'il suffit de peser plusieurs fois successivement une substance soumise à la dessiccation pour s'assurer qu'elle ne perd plus rien, et que dès-lors elle doit être parfaitement sèche. Est-il donc réellement à ce point étranger aux ressources d'une science dont il entreprend de critiquer les procédés?

Mais savez-vous comment M. Mandl a été déterminé à nous adresser une pareille objection? c'est parce que les auteurs ne sont pas d'accord sur la quantité d'eau que la fibrine perd en se desséchant. Cela prouve tout bonnement que ces chimistes ont opéré sur des portions de fibrine inégalement chargées d'eau; mais cela ne dépend pas du tout de la difficulté qu'ils auraient rencontrée pour amener cette substance à un état de dessiccation complète. C'est donc à tort que M. Mandl croit signaler une *source d'erreurs intarissable* dans une opération fort simple et qui doit conduire à des résultats de la plus grande exactitude.

Pour extraire la fibrine du sang, nous avons eu recours en général à l'agitation de ce liquide avec un balai. Il arrive cependant quelquefois que, soit parce que la saignée coule trop lentement, soit pour toute autre cause, on est obligé de renoncer à ce procédé. Voici comment on opère en cas pareil : on abandonne le sang à lui-même jusqu'à ce qu'il ait éprouvé le phénomène de la coagulation spontanée; on place le caillot dans un nouet de linge fin à mailles serrées; on le malaxe dans l'eau avec précaution pour chasser le sérum et une grande partie de la matière colorante; puis on lave à l'ordinaire, sous un filet d'eau, la totalité de la fibrine qui est restée sur le linge. On peut dans cette opération remplacer le linge par un tamis de soie (1). Quoique ce procédé

(1) Dans ces derniers temps, l'emploi du tamis pour extraire la fibrine du sang, a été présenté comme un procédé nouveau. Mais à une époque déjà assez éloignée de nous, Fourcroy s'en servait précisément dans la même opération.

nous paraisse moins commode que le battage du sang, et que nous l'ayons employé beaucoup moins souvent, nous devons dire cependant que nous le considérons comme propre à donner des résultats très précis et à l'abri de toute objection sérieuse.

M. Mandl regarde ce procédé comme fort infidèle, et semble convaincu que, dans cette opération, les expérimentateurs s'exposent à perdre une grande quantité de fibrine qui, d'après lui, s'échapperait à travers le filtre. Il pense, en outre, que cette cause d'erreur est d'autant plus à redouter que le caillot de la saignée est plus mou et plus friable. Nous ne saurions partager les convictions de l'habile micrographe; car il ne paraît pas avoir réfléchi à une chose : c'est que, s'il est vrai que le caillot mou se réduit plus facilement en fragmens, il est aussi vrai qu'il abandonne plus facilement ses globules et qu'il faut moins le presser pour le dépouiller de toute sa matière colorante. Les objections que M. Mandl adresse à ce procédé s'appuient surtout sur le passage suivant, de M. Denis (*loco cit.*, t. IX, p. 179).

« Le caillot du sang étant pressé dans un linge disposé en « nouet, fournit un liquide qui ne consiste qu'en sérum, « chargé de globules rouges, mais mêlé de *lambeaux* de ma- « tière colorante.

« Oui, ajoute M. Mandl, des lambeaux rouges passent à « travers le filtre, des lambeaux, non pas de matière colorante, « mais de lambeaux de caillot, mêlés de globules et de fibrine. « Et combien de fibrine y a-t-il de soustrait de cette manière « à l'analyse? Hélas! je n'en sais rien »

Nous sommes entièrement de l'avis de M. Mandl relativement à l'interprétation du passage de M. Denis. Mais parce que M. Denis a mal choisi ses filtres, s'ensuit-il que le procédé soit infidèle en lui-même? Parce qu'il y a par le monde des hommes qui commettent des erreurs en se servant de mauvais microscopes, s'ensuit-il qu'il faille à tout jamais renoncer à l'emploi de cet instrument? Que M. Mandl se rassure donc, du moment où un observateur voudra prendre toutes les précautions convenables, il ne verra plus de *lambeaux* s'échapper à travers les mailles du filtre, et il n'y aura pas un atome de fibrine soustrait à l'analyse. Ajoutons ici qu'avec le tamis de soie une pareille perte est complétement impossible. Nous devons dire encore que plusieurs fois, dans le but de vérifier l'exactitude des deux procédés destinés à fournir la quantité de fibrine, nous les avons simultanément appliqués à deux portions d'un même sang, et que toujours, en pareille circonstance, nous sommes arrivés à des résultats identiques. Nous aimons à croire que cette concordance, qui ne peut être, dans aucun cas, la suite d'une erreur, suffira pour prouver à M. Mandl combien ses objections sont peu fondées.

Avant d'en finir avec les procédés destinés à faire apprécier la quantité de fibrine, encore un mot sur une opinion personnelle de M. Mandl qui lui a fourni une nouvelle objection. Tout le monde sait qu'il y a dans le sang des globules blancs plus gros que les globules rouges et ponctués à leur surface. Jusqu'ici les opinions des auteurs sont loin d'être fixées sur la nature de ces globules, d'ailleurs fort peu nombreux. Mais M. Mandl, lui, est convaincu que ces globules blancs sont *fibrineux*. Les preuves qu'il en a fournies sont loin d'être déterminantes, mais enfin telle est sa conviction personnelle. Partant de cette idée préconçue sur leur nature il dit (*loco cit.*, tom. IX, p. 187).

« Une foule de ces globules *fibrineux* nage dans le sérum,
« et, passant à travers le filtre, une partie de la fibrine doit
« être naturellement perdue pour l'analyse. »

Quand M. Mandl croit avoir mis le doigt sur une objection, il va vite en besogne, les affirmations ne lui font pas
défaut pour appuyer sa manière d'interpréter les faits. Une
foule de globules *fibrineux!* Mais vous avez donc oublié que
personne n'a le droit d'exiger d'être cru sur parole; que la
nature fibrineuse de ces globules blancs est précisément le
point en litige? Donnez vos preuves, et jusqu'à ce que vous
les ayez fournies, permettez-nous de ne pas ranger à côté
de la fibrine des corpuscules dont on ignore complétement
et le rôle et la nature. Si nous suivions ici votre conseil,
monsieur Mandl, et si, sans preuves suffisantes, nous allions
grossir le chiffre de la fibrine du poids de ces globules blancs
encore si peu étudiés et si peu connus, ce serait le cas de
s'écrier avec vous (*loc. cit.* tom. ix, pag. 298) :

« Malheureuse science qui s'appuie sur l'arbitraire! »

M. Mandl enfin, pour prouver que les procédés employés
pour recueillir la fibrine sont tous mauvais, s'efforce de mettre en contradiction les uns avec les autres, les auteurs qui
se sont occupés de la détermination de la quantité de l'élément spontanément coagulable qui entre normalement dans
la composition du sang de l'homme.

« Comment se fait-il, dit-il (*loc. cit.* tome ix, page 194),
« que M. Denis n'ait jamais trouvé le chiffre 3, qui appar-
« tient à la fibrine normale d'après MM. Andral et Gavar-
« ret? »

D'abord, quand nous avons donné le chiffre 3 comme
représentant la quantité normale de la fibrine de l'homme,

nous avons eu le soin de dire que ce chiffre 3 était une *moyenne* au dessus et au dessous de laquelle la fibrine de l'homme en santé oscillait dans des limites que nous avons assignées. Or, M. Denis nous dit (*Recherches expérimentales*, etc., page 270) :

« La proportion la plus élevée qu'ait présenté l'élément « fibrineux a été de 4, et la plus faible de 2. »

En parcourant les observations particulières de M. Denis, on constate facilement que la fibrine s'y trouve successivement représentée par tous les nombres intermédiaires entre ces deux extrêmes. Si donc M. Mandl avait lu l'ouvrage de M. Denis il aurait vu que, dans 74 expériences relatives au sang veineux d'individus sains et adultes, cet habile expérimentateur a rencontré pour la fibrine : 3 fois le nombre 2,9 (expériences 16ᵉ, 52ᵉ, 54ᵉ); 2 fois le nombre 3, 1 (expériences 14ᵉ et 48ᵉ); et enfin 9 fois (expériences 5ᵉ, 31ᵉ, 34ᵉ, 43ᵉ, 44ᵉ, 55ᵉ, 58ᵉ, 62ᵉ et 73ᵉ) ce chiffre 3 que M. Mandl a ainsi rayé, de son plein pouvoir, des recherches de M. Denis.

Mais passons à la nombreuse liste d'auteurs que M. Mandl a cru devoir opposer les uns aux autres. Il nous permettra d'en faire quatre catégories bien distinctes.

Dans une première catégorie nous rangerons Müller. Ce physiologiste a trouvé 4, 96 de fibrine dans le sang de bœuf, mais il s'agit ici du sang de l'homme seulement; Müller n'est donc pas en cause. Dans un autre travail nous aurons, nous aussi, à nous occuper du sang des animaux et alors nous serons heureux de nous trouver d'accord avec l'illustre expérimentateur allemand.

Dans une deuxième catégorie nous rencontrons Berzélius, qui fixe à 0,750 le chiffre de la fibrine ; Davy qui l'évalue à

1,500, et enfin Sigwart qui le porte à 4. Ces trois expérimentateurs se contentent de donner ces résultats sans entrer dans plus de détails, sans que nous puissions savoir si leur analyse a porté sur du sang appartenant à des individus sains ou à des individus malades, et quand on considère qu'il n'y a pas une seule de ces trois évaluations que nous n'ayons eu occasion de rencontrer dans le cercle de nos recherches relatives au sang pathologique, on doit admettre que ces observations sont trop incomplètes pour entrer en ligne de compte. Il résulte d'ailleurs de la lecture du passage de Berzélius, et il doit en être de même pour les deux autres, que ces résultats ont été fournis par une seule analyse, et n'oublions pas qu'il s'agit ici de *moyennes* et non de cas isolés, individuels.

Dans une troisième catégorie, se placent MM. Lassaigne et Berthold. Le premier a trouvé 1,200, et le deuxième 1,900 en fibrine. Mais encore ici l'analyse n'a porté que sur un seul cas, et dans des circonstances où nous avons prouvé que la fibrine était souvent diminuée en proportion. Chez ces deux sujets en effet, la saignée avait été pratiquée pour faire cesser des accidens de pléthore. Or, il s'agit ici seulement du sang d'individus placés dans des conditions physiologiques.

Nous sommes donc autorisés à négliger complétement les résultats fournis par ces trois catégories d'expérimentateurs : les uns ne donnent que des renseignemens insuffisans, les autres ne se sont pas placés sur le terrain de l'état physiologique, et c'est une *moyenne physiologique* que nous cherchons.

Dans une quatrième catégorie enfin, nous trouvons Fourcroy, M. Nasse, M. Denis et M. Lecanu. Voyons ce que nous apprennent ces quatre chimistes.

Fourcroy s'exprime ainsi (*Système de connaissances chimiques*, tome v, pag. 132) :

« La quantité *moyenne* de cette matière (la fibrine), prise « sur six sangs d'hommes différens, s'est élevée dans nos « expériences, à 2,800 (1). »

M. Nasse (d'après M. Mandl, *loc. cit.*, page 194) trouve comme *moyenne* de douze expériences, 2,550 de fibrine.

M. Denis (*loc. cit.*, page 270), dit :

« La proportion moyenne (de fibrine) est celle de 2,700. »

Enfin tout le monde sait que M. Lecanu a fixé cette proportion *moyenne* de fibrine à 2,948.

Si à ces chiffres nous ajoutons celui que nous avons d'abord emprunté aux savantes leçons de M. le professeur Dumas, et dont nous avons eu de fréquentes occasions de vérifier l'exactitude, nous verrons que, relativement à la quantité *moyenne physiologique* de fibrine qui entre dans la composition du

---

(1) M. Mandl pourrait objecter que Fourcroy ajoute :

« Sur un plus grand nombre de *sangs comparés*, le minimum de sa « proportion est de 1,50 et le maximum de 4,30. »

Ce passage ne prouve absolument rien, relativement à la quantité *moyenne normale* de fibrine que Fourcroy reconnaît dans le sang de l'homme. Car il est évident qu'il devait avoir des raisons pour ne pas faire entrer ces résultats dans son évaluation de la quantité *moyenne normale*. Et ces raisons sont faciles à deviner : «ce sont, dit-il, des *sangs comparés*. Ce sont donc des sangs fournis par des sujets qui n'étaient pas dans des conditions physiologiques; peut-être même, parmi ces *sangs*, s'en trouve-t-il qui n'appartiennent pas à l'espèce humaine. Le silence absolu de Fourcroy, sur les sources qui ont fourni ces *sangs*, autorise à le supposer; et nous avons appris à ne pas conclure à la légère de l'espèce humaine aux animaux, en matière de sang, et surtout de fibrine. N'altérons donc pas volontairement l'évaluation de la *moyenne normale* de Fourcroy, en y faisant entrer des résultats qu'il a cru lui-même devoir en exclure.

sang de l'homme adulte, la science possède cinq évaluations qui sont représentées par les chiffres suivans :

Nasse.	**2,550**
Denis.	**2,700**
Fourcroy.	**2,800**
Lecanu.	**2,948**
Andral et Gavarret.	**3,000**

Nous ne savons pas si M. Mandl persiste à trouver dans les faibles différences qui existent entre ces cinq évaluations seules admissibles, un argument contre l'exactitude des procédés analytiques employés dans les recherches de chimie pathologique. Mais les chiffres précédens nous paraissent, au contraire, déposer hautement en faveur des résultats que les travaux de ce genre ont déjà fourni à la science. Il serait bien à désirer que, dans les nombreux problèmes que la médecine nous présente encore à résoudre, l'observateur pût s'appuyer sur des bases aussi stables, aussi certaines que l'évaluation de la quantité *moyenne* de fibrine qui entre normalement dans le sang de l'homme.

Nous avons dû commencer par démontrer d'une manière incontestable combien étaient peu fondés les reproches de divergence que M. Mandl avait adressés aux expérimentateurs qui se sont occupés de la composition du sang; mais nous ne quitterons pas ce sujet sans protester hautement contre cette fatale tendance qui porte certaines personnes à s'appuyer sur des contradictions réelles ou apparentes, pour nier les résultats nouveaux annoncés dans la science. Qu'importe en effet que tel observateur soit en désaccord avec tel autre? ce qui importe réellement, c'est de savoir lequel des deux est dans le vrai, et quels sont les faits qui méritent de prendre rang parmi les connaissances définitivement acquises. Ne voit-on pas qu'en cherchant ainsi à arrêter les efforts des expérimentateurs qui tâchent de s'ouvrir une voie nouvelle, on enraie en pure perte les progrès des sciences? Est-on donc en droit de nier l'exactitude des procédés de la chimie inorganique parce que les chimistes de nos jours sont venus corriger les chiffres fournis par leurs devanciers? Est-ce que personne a essayé de jeter le moindre doute sur les immenses conquêtes de la physique, parce qu'un jeune savant, M. Regnault, est venu modifier le chiffre du coefficient de dilatation des gaz, donné autrefois par son illustre maître, M. Gay-Lussac? Laplace a relevé les erreurs d'Euler, et cependant les sciences mathématiques n'ont pas cessé de marcher d'un pas rapide. Et sans sortir du domaine de la médecine, ouvrez les traités d'anatomie pathologique, et niez, si vous osez, les immenses services qu'ont rendus à l'art de guérir les études des altérations des organes malades; et pourtant vous pourrez vous donner facilement le plaisir de constater bien des contradictions même entre les auteurs les plus modernes. Et vous, vous-même, monsieur Mandl, vous avez publié un ouvrage dans lequel vous avez placé à côté les unes des autres les nombreuses figures par lesquelles vos devanciers ont représenté un même globule, une même fibre élémentaire, vous avez ainsi mis au grand jour les incalculables faits contradictoires dont pullule la micrographie, et cependant votre foi n'a pas été ébranlée, vous n'avez pas abandonné vos recherches spéciales, vous n'avez pas, de désespoir, brisé votre instrument, et vous avez bien fait. Car, nous vous dirons, nous: le microscope est appelé à rendre, et a déjà rendu de grands services. Discutez, contrôlez, vérifiez les faits nouveaux, tout cela est scientifique, mais ne niez pas obstinément l'exactitude d'un procédé, sous le vain prétexte que les expérimentateurs sont en contradiction, et surtout ne le faites pas quand la contradiction n'existe qu'en apparence, et qu'un examen plus mûr ne vous eût pas permis de l'admettre.

§ II. DES GLOBULES.

Quelque temps après que le sang est sorti de la veine, il se prend en une masse homogène, semi-solide, dans laquelle existent confondus tous ses principes constituans. Cette solidification du sang est due à la coagulation spontanée de la fibrine qui forme dans cette circonstance un vaste réseau dont les mailles retiennent les globules emprisonnés. Peu-à-peu les fibres du réseau éprouvent un mouvement de contraction, reviennent sur elles-mêmes, enlacent plus fortement les globules, et il s'échappe de tous les côtés de ce gâteau fibro-globuleux un liquide connu sous le nom de *sérosité*, entourant une masse de consistance variable qui n'est autre chose que le *caillot* de la saignée. Cette séparation du sang en deux parties, une liquide et l'autre solide, est toute mécanique, et l'exemple suivant peut en donner une idée très juste. Dans une dissolution saline, on plonge une éponge qui absorbe la totalité du liquide, on comprime ensuite graduellement l'éponge, et, à mesure qu'elle occupe un espace de plus en plus petit, il s'échappe de son sein un liquide de même composition que celui qui avait été primitivement absorbé. Mais, dans ce mouvement de retrait, toute la dissolution saline n'est pas expulsée, et le tissu de l'éponge en retient toujours une certaine quantité, d'autant moins considérable que la contraction a été plus énergique.

Rien n'est plus facile que de comprendre la manière dont les élémens du sang se sont distribués pour constituer ces deux parties l'une liquide et l'autre solide, dans lesquelles il s'est définitivement et spontanément séparé.

Sérum. Le sérum est de l'eau tenant en dissolution des matières grasses et colorantes, des sels organiques et inorganiques, et enfin de l'albumine. L'ensemble de ces substances dissoutes constitue ce que l'on désigne sous les noms de *sérum desséché* ou *matériaux solides du sérum.* M. Mandl se demande (*loco cit.*, *passim*) si le sérum ne peut pas contenir de la fibrine. La réponse à une pareille question est, ce nous semble, bien facile. En effet, la fibrine n'aurait pu rester dans le sérum qu'en conservant la forme liquide ; cette fibrine aurait donc perdu la propriété de se coaguler spontanément, elle aurait donc cessé d'être de la fibrine? C'est donc toujours le même cercle vicieux, la même logomachie. Mais ce sérum ne peut-il pas du moins contenir des globules rouges? il est bien certain que si, pendant que la coagulation du sang s'effectue, on vient à agiter fortement le vase qui le contient, un certain nombre de globules rouges s'échapperont du caillot et resteront en suspension dans le sérum. Mais si, au contraire, on prend toutes les précautions convenables pour ne pas troubler le phénomène de la coagulation spontanée du sang, c'est-à-dire si, après que ce liquide a été recueilli dans un vase, on l'abandonne à lui-même dans un repos complet, jusqu'à ce que la séparation se soit opérée, on trouvera le sérum absolument pur, et le microscope lui-même ne pourra pas y révéler des traces sensibles de globules rouges.

Caillot. De la discussion à laquelle nous venons de nous livrer, il résulte évidemment que le caillot contient la totalité de la fibrine et des globules rouges du sang. Mais, en outre, ce caillot qui n'est, en définitive, qu'une véritable éponge fibro-globuleuse, reste toujours imbibé d'une quantité très considérable d'un liquide identique en composition à celui qui l'entoure sous le nom de *sérum*. Il suffit de réfléchir un instant à la manière toute mécanique dont le caillot, en revenant sur lui-même, chasse le liquide qui le pénètre, pour rester convaincu de l'identité de composition du sérum libre et de celui qui reste dans les mailles du réseau fibrineux. D'ailleurs, en analysant à part les diverses parties de sérum qui s'échappent successivement du caillot pendant que s'effectue la contraction de celui-ci, il est facile de s'assurer que ce liquide demeure toujours identique à lui-même, et que par suite celui qui reste dans le caillot, alors qu'il a fini de se resserrer, ne saurait avoir une composition différente.

Si donc on vient à dessécher complétement le caillot, la masse noire qui restera dans la capsule devra renfermer les élémens suivans :

1° La *totalité* de la fibrine du sang;

2° La *totalité* des globules du sang;

3° Les matériaux solides du *sérum* qui était resté dans le caillot après sa rétraction complète.

Le caillot en se desséchant a perdu une certaine quantité d'eau qu'il est facile d'apprécier. D'après ce que nous avons dit précédemment, cette eau unie aux matériaux solides du sérum restés dans le caillot sec constitue un liquide identique en composition à la sérosité libre. Mais la dessiccation de cette sérosité libre elle-même nous a appris dans quelles proportions elle était composée d'eau et de matériaux solides. Un calcul bien simple nous permettra donc de connaître, au moyen de l'eau qu'a perdu le caillot en se desséchant, le chiffre des matériaux solides du sérum qui entrent dans cette masse noire qui reste dans la capsule.

Quant à la fibrine qui reste dans le caillot sec, le battage de la moitié du sang de la saignée nous a fourni son poids rigoureux.

Rien ne sera donc plus facile que de défalquer du poids du caillot sec, d'une part le poids de la fibrine qu'il contient, d'autre part le poids des matériaux solides du sérum qui y sont restés, et d'arriver enfin à l'évaluation exacte et rigoureuse de la quantité de globules rouges de ce sang en expérience.

Ces opérations, fort simples, ne sont pas de nature a altérer les élémens qui entrent dans la composition du sang, et par suite doivent conduire à une appréciation rigoureuse de leurs proportions relatives et absolues. Cependant M. Mandl les trouve insuffisantes, il croit même devoir les signaler comme une source d'erreurs graves pour l'expérimentateur; mais laissons-le parler lui même.

« Mais le caillot est mou, dit-il (*loc. cit.*, tome ix, page 201),
« toute la fibrine peut-être n'est pas coagulée; tous les glo-
« bules ne sont pas renfermés dans le caillot; une grande
« quantité des globules s'échappe au moindre contact du
« caillot, et, en retirant le caillot, le sérum qui s'écoule en-
« traîne encore une grande quantité de globules. En faisant
« maintenant coaguler le sérum à l'aide de la chaleur, j'au-

« rai un mélange de globules, d'albumine (1) et de fibrine, et
« la chimie sera impuissante à démêler ces substances. Dans
« la méthode en question, toute cette masse est regardée
« comme de l'albumine, et l'on dit, par exemple, que mille
« parties de sérum contiennent 120 parties d'albumine, quand
« en effet il n'y en a pas 100. Retire-t-on, alors, du poids
« des globules qu'on a obtenus par le dessèchement du sérum,
« une quantité d'albumine correspondante à la perte éprouvée
« par le dessèchement, on retirera une quantité plus grande
« d'albumine qu'on ne devrait le faire. On obtient par con-
« séquent moins de globules qu'il n'en existe réellement. »

Voilà sans doute bien des causes d'erreur accumulées, et si
tout cela était vrai, nous serions les premiers à dire avec
M. Mandl (*loc. cit.*, tome x, page 198) :

« Un fait incontestable, c'est le peu de confiance que mé-
« ritent ces analyses de la part du physiologiste et du mé-
« decin, précisément à cause de la fallacité des méthodes em-
« ployées. »

Mais, avant de passer condamnation, qu'on nous permette
d'examiner un instant si ces méthodes sont réellement aussi
fallacieuses que l'habile micrographe se plaît à l'affirmer.

Toute la fibrine peut-être n'est pas coagulée. Il faut que
M. Mandl se complaise singulièrement dans ce cercle vicieux
qui lui fait affirmer la présence de la fibrine là où n'existe
plus de corps spontanément coagulable, pour qu'il le reproduise
ainsi sans cesse et pour ainsi dire à chaque page. Quant à nous,

(1) Il est évident que, dans tout le cours de ce passage, M. Mandl
désigne par *albumine*, la masse des *matériaux solides du sérum*. Nous
prions le lecteur de faire lui-même cette rectification, pour rendre à
cette citation le sens que l'auteur a voulu sans doute lui donner

nous avons si souvent mis au jour la fausseté d'un pareil raisonnement, que nous nous dispenserons d'y répondre à l'avenir.

Tous les globules ne sont pas renfermés dans le caillot. Laissez le sang en repos après qu'il est sorti de la veine, ne vous amusez pas à le troubler dans sa coagulation spontanée en agitant intempestivement le vase qui le contient, alors, il est vrai, vous aurez perdu l'occasion de soulever une objection, mais vous aurez obtenu un résultat bien plus désirable, vous aurez un caillot qui renfermera tous les globules.

Une grande quantité de globules s'échappe au moindre contact du caillot, et, en retirant le caillot, le sérum qui s'écoule, entraîne une grande quantité de globules. Cette formidable objection tient donc tout bonnement à ce que M. Mandl ne connaît pas le moyen de séparer le sérum du caillot sans le déchirer, sans entraîner les globules qui concourent à sa constitution. Les procédés pour arriver à ce résultat existent pourtant, le tout est de les connaître et de savoir s'en servir ; mais on comprend que ce n'est pas ici le lieu de les exposer. Si quelque médecin, peu confiant dans l'exactitude des recherches microscopiques, s'avisait de dire à M. Mandl : Le sang liquide contenu dans un vase de verre, ne laisse pas passer les rayons lumineux, il est donc impossible d'examiner ce liquide à la manière des corps transparens et d'étudier les globules que vous prétendez découvrir dans son sein ; notre micrographe se contenterait sans doute de lever les épaules et pourrait répondre tout au plus : Apprenez à étaler le sang en couches suffisamment minces, et vous verrez que les rayons lumineux les traversent en assez grande abondance pour nous permettre d'étudier sa composition microscopique ; et certes il aurait grandement raison. De notre côté, nous répondrons à M. Mandl : Apprenez à décanter un liquide avec toutes les précautions convenables, et alors vous saurez comment on peut parvenir à obtenir le sérum pur, sans dilacérer le caillot, sans entraîner les globules rouges qui le composent en partie. N'est-il pas à regretter de voir ériger ainsi en objections capitales de simples difficultés de manipulations, qu'un peu d'habitude fait disparaître complétement ?

En faisant maintenant coaguler le sérum à l'aide de la chaleur, j'aurai un mélange de globules, d'albumine et de fibrine. D'abord il n'y avait pas de fibrine, car le sérum chauffé ne peut fournir un corps qu'il ne contient pas, puisque la fibrine s'est coagulée spontanément et entre tout entière dans le caillot. Quant aux globules, nous venons de voir qu'on peut parfaitement les laisser dans le caillot où ils se trouvent. La dessiccation de sérum ne fournira donc que ce qu'il contient réellement et doit contenir, c'est-à-dire, non pas de l'albumine seulement, comme le dit M. Mandl, mais une masse composée d'albumine, de matières grasses, et de sels organiques et inorganiques. Le *caillot mou* ne fournira donc pas *moins* de *globules qu'il n'en existe réellement*, mais exactement et rigoureusement tous ceux que renfermait le sang sorti de la veine.

Du reste un fait très remarquable est le suivant : Les cas dans lesquels nous avons constaté une grande prédominance de l'élément globulaire, sont précisément ces cas dans lesquels le caillot de la saignée reste mou, c'est-à-dire, d'après le passage précédent, doit conduire l'observateur à trouver *moins de globules* qu'il n'y en a réellement. Cette circonstance n'a pas échappé à M. Mandl : aussi voilà que ce *caillot mou* qui, à la page 201, devait entraîner *nécessairement une erreur en moins dans l'évaluation du chiffre des globules,* se trouve tout-à-coup, à la page 301, doué d'une propriété tout-à-fait inverse, et doit conduire à une évaluation *trop forte de ce même chiffre de globules.* Citons textuellement.

« Le caillot ferme contient une grande proportion de glo-
« bules, et une certaine quantité échappant à l'analyse, le
« chiffre normal se trouve diminué. *Le caillot mou ne rete-*
« *nant pas aussi fermement les globules, doit, par cette cir-*
« *constance, donner lieu à une augmentation apparente*
« *dans le poids des globules* » (*loc. cit.* t. IX, pag. 301).

La contradiction entre ces deux passages est flagrante. Ainsi donc, M. Mandl, à volonté et suivant les exigences de la position de critique qu'il a choisie, doue successivement le même *caillot mou* de propriétés diamétralement opposées. Mais ce n'est pas tout ; et prenant à notre tour l'offensive, nous allons montrer que la première phrase de cette dernière citation renferme à elle seule deux erreurs.

1° Du moment où le caillot est *ferme,* il se brise plus diffi-cilement, les globules s'en échappent avec beaucoup plus de difficulté, il devient donc plus aisé de décanter le sérum qui l'entoure et de l'obtenir dépourvu de tout globule rouge, et par suite, dans l'évaluation exacte du poids de ces globules, on doit être moins exposé à commettre des erreurs. Il n'est donc pas vrai de dire qu'avec un caillot *ferme* le *chiffre nor-mal des globules se trouve diminué.*

2° Le *caillot ferme,* dites-vous, *contient une grande pro-portion de globules.* Mais vous n'avez donc jamais examiné le caillot d'une saignée pratiquée à une chlorotique. Si vous aviez pris la peine de faire une semblable étude, vous auriez vu que chez ces malheureuses filles dont les globules se sont abaissées de 70, 80 et même 100 au-dessous de leur chiffre normal, le caillot est dur, ferme, dense, résiste sans se déchirer aux tractions qu'on lui fait supporter, et alors vous ne seriez plus tenté d'imprimer cette phrase :

Le caillot ferme, contient une grande proportion de globules.

Nous croyons avoir suffisamment répondu aux objections de M. Mandl ; nous allons passer maintenant à la discussion de critiques d'un autre genre.

ARTICLE DEUXIÈME.

Après nous être occupés dans le précédent article des objections adressées au procédé suivi dans l'analyse du sang, et avoir essayé de démontrer combien peu elles étaient fondées ; nous devons examiner, dans celui-ci, les critiques dirigées surtout contre l'exactitude de quelques-uns des résultats que nous avons publiés et contre l'interprétation que nous en avons donnée.

Dans la séance du 6 septembre 1841, M. le docteur Félix Hatin a lu, devant l'Académie des sciences, un mémoire intitulé : *Recherches expérimentales sur la partie blanche du sang appelée communément fibrine ;* dans ce travail, il s'est surtout attaché à démontrer l'inexactitude de ce que nous avions publié nous-mêmes en 1840 sur les variations de proportion de la fibrine dans les maladies. Mais comme ce mémoire de M. Hatin fait réellement suite à des articles publiés en août 1840 dans le journal l'*Esculape*, sous le titre de *Recherches expérimentales sur l'hémaleucose ou coagulation blanche du sang, vulgairement appelée couenne inflamma-toire,* nous allons commencer par passer en revue les princi-pales propositions énoncées dans ce premier travail.

§ I.

« On admet généralement en médecine, dit-il *(Recherches
« expérimentales sur l'hémaleucose,* etc., page 5) que le
« coagulum blanc qui se rencontre parfois à la surface du
« sang extrait des veines, est un indice d'inflammation et
« on le désigne sous le nom de couenne inflammatoire.

« C'est contre cette dénomination et contre l'*idée absolue*
« qu'elle entraîne, que je veux m'élever en ce moment. »
Et plus bas (*loc. cit.* page 9) :

« La présence du coagulum blanc est pour les uns l'indice
« d'une inflammation de quelque tissu, pour d'autres il est
« la preuve de l'inflammation du sang lui-même. »
Ainsi donc, M. Hatin croit que, pour les praticiens de nos
jours, la présence d'une couenne sur le sang sorti de la veine
est un signe *infaillible* de l'existence d'une inflammation.
Mais il y a long-temps et fort long-temps que l'on sait que,
d'une part, il peut exister des inflammations sans que la
couenne se montre, et que, d'autre part, la couenne peut se
montrer sans qu'il existe dans l'économie la moindre trace
appréciable d'un travail phlegmasique. Ces idées forment la
monnaie courante de la science, elles sont écrites dans tous
les traités de pathologie, enseignées dans tous les cours,
mises en pratique dans tous les hôpitaux de Paris. M. Hatin
commence donc son mémoire par prêter gratuitement une

erreur aux médecins de son époque, pour se donner le plaisir de la détruire..

Puisque M. Hatin nous en fournit l'occasion , nous parlerons ici, à propos de la couenne, de quelques résultats de nos recherches qui nous paraissent mériter une sérieuse attention, et qui d'ailleurs nous serviront plus tard pour réfuter l'interprétation que notre critique a donnée de certains faits contenus dans son mémoire.

Lorsqu'une saignée est pratiquée à un homme jouissant d'une santé parfaite et *à jeun* (nous ajoutons cette circonstance pour que M. Hatin n'ait pas à nous objecter l'influence de la digestion), la surface libre du caillot peut se présenter sous deux aspects qui dépendent l'un et l'autre du mode d'écoulement du sang.

Si le sang est fourni par un jet continu et de grosseur ordinaire ; le caillot sera d'un rouge uniforme à sa partie supérieure.

Mais lorsque le sang s'écoule extrêmement vite et par un jet continu très gros , la surface libre du caillot présente quelques irisations miroitantes çà et là répandues. Il est même possible, et ce phénomène est loin d'être rare , qu'en cas pareil, le caillot se recouvre d'une pellicule très mince d'une matière gélatiniforme, transparente, ressemblant à une pelure d'oignon.

Ces deux dernières nuances de coloration de la surface du caillot n'ont aucune espèce de rapport avec la composition du sang lui-même, et dépendent uniquement de la rapidité d'écoulement de la saignée.

Pour peu que, par suite d'une alimentation insuffisante, ou d'une souffrance organique quelconque long-temps prolongée, ou de la constitution elle-même des sujets, le sang soit pauvre en globules, la coloration de la surface libre du caillot présente une troisième modification. En cas pareil en effet, bien que les individus soient *à jeun*, si l'écoulement du sang se fait bien, souvent la surface du caillot se recouvre d'une couche mince, sans consistance, gélatineuse, verdâtre, assez diaphane pour laisser apercevoir la masse globulaire sub-jacente, uniformément répandue ou seulement étalée par plaques éparses. Cette production pseudo-membraneuse fréquente chez les sujets à tempérament faible et les convalescens, peut se montrer dans toutes les maladies possibles, et se produit avec une merveilleuse facilité chez ces individus atteints de phlegmasie chronique sans réaction fébrile dont le sang renferme peu de globules, tandis que le chiffre de la fibrine se maintient aux limites supérieures de l'état physiologique. Nous devons encore signaler l'existence d'une inflammation sub-aiguë comme une circonstance très favorable à sa formation. Cet aspect particulier du caillot, commun aux états morbides les plus disparates et les plus éloignés les uns des autres, n'en saurait caractériser aucun en particulier et ne peut éclairer le praticien ni sur le siège, ni sur la nature de l'affection, ni sur la thérapeutique à suivre. Comment en effet attribuer la moindre importance à un phénomène qu'on peut rencontrer indistinctement ici dans une fièvre typhoïde très grave, là dans une névrose des plus légères, ailleurs dans une colique de plomb, enfin dans toutes les circonstances où l'économie a souffert?

Nous appellerons *couenne imparfaite* cette couche gélatiniforme dont nous venons de parler, réservant la dénomination de *couenne parfaite* pour désigner cette membrane opaque, résistante, blanche ou jaunâtre, élastique qui recouvre le caillot dans des circonstances pathologiques bien déterminées, et mérite seule de fixer sérieusement l'attention du médecin, parce que son existence est toujours liée à des modifications de composition du sang dont la nature nous est bien connue.

Il est arrivé trop souvent que, sous le nom commun de *couenne*, on a englobé et la *couenne parfaite* et la *couenne imparfaite*. C'est là une des circonstances qui ont le plus puissamment contribué à jeter de la confusion dans l'histoire du *coagulum blanc* des saignées. Ainsi, par exemple, faute d'avoir fait cette distinction, des observateurs du plus grand mérite ont dit que la *couenne* était fréquente dans la fièvre typhoïde. En examinant les faits de plus près, on arrive à se convaincre que, si en réalité la *couenne imparfaite* (production sans importance) se montre assez fréquemment dans cette pyrexie, comme du reste dans toutes les autres affections, il est néanmoins fort rare de rencontrer, en cas pareil, une *couenne parfaite*, un *coagulum blanc* dont la considération soit de quelque utilité. Et si c'était ici le lieu de s'expliquer à ce sujet, nous ne serions pas embarrassés pour préciser les circonstances au milieu desquelles le sang d'un individu frappé de fièvre typhoïde peut et doit se recouvrir d'une *couenne parfaite*.

En lisant le travail de M. Hatin sur la *couenne*, il est facile de se convaincre qu'il est tombé, lui aussi, dans cette fâcheuse confusion, et qu'il a indistinctement appelé *couenne* tous les accidens de coloration de la surface du caillot qui s'éloignaient de la couleur rouge

« Avec ces précautions, dit-il (*loc. cit.* page 8), quand

« l'hémaleucose (la formation de la *couenne*) doit avoir lieu,
« on ne tarde pas à voir, dans le point le plus éloigné de celui
« par lequel le sang arrive, ce liquide prendre un *aspect ar-*
« *doisé, miroitant,* et d'autres fois se couvrir d'une *couche*
« *d'apparence oléagineuse,* qu'il est bien facile de recon-
« naître, surtout à la circonférence du futur caillot. »

Lorsque le sang prend cet *aspect ardoisé, miroitant,* dont parle M Hatin, la surface libre du caillot présentera plus tard des *irisations* éparses, ou se recouvrira d'une pellicule semblable à une pelure d'oign n. Tout au plus, alors, pourra-t-il se former une *couenne imparfaite.* Dans ce cas donc, les phénomènes de la coagulation du sang resteront ceux de l'état physiologique normal, ou bien ne sortiront pas de ces modifications insignifiantes dont nous venons de parler.

Lorsque le sang sorti de la veine se recouvre d'une *couche oléagineuse,* il peut arriver deux cas. — Si la *couche oléa-gineuse* est mince, peu prononcée, si surtout elle n'est pas uniformément étalée sur toute la surface du liquide, le caillot ne présentera plus tard qu'une *couenne imparfaite,* production sans valeur. — Mais si la *couche oléagineuse* est épaisse, recouvre toute la saignée, alors on peut à coup sûr affirmer qu'on a affaire à une *couenne parfaite* et que le sang est profondément modifié dans sa constitution intime.

Ces considérations ne sont pas le résultat d'une théorie bâtie dans le silence du cabinet et pour le besoin du moment, mais la deduction rigoureuse d'une longue série de re-cherches et des faits fournis par l'analyse de plus de six cents saignées pratiquées dans les circonstances les plus diverses. Plus tard nous verrons, en étudiant les cas particuliers du mémoire de M. Hatin, comment, faute d'avoir à l'avance suffisamment étudié les phénomènes qui se passent à la surface du caillot des saignées, il s'est exposé à donner une fausse interprétation des faits qui se sont présentés à son observation.

Cela posé, voyons quelles sont les choses nouvelles que M. Hatin croit avoir découvertes dans ses recherches.

« 1ʳᵉ *proposition* (*loc. cit.* page 12). Le coagulum blanc « se rencontre dans le sang des personnes ou des animaux « qu'on saigne pendant le travail de la digestion. »

A l'appui de cette proposition nous trouvons sept observations portant sur des personnes jouissant (d'après M. Hatin) d'une santé à-peu-près normale, et dont le sang se serait recouvert d'une *couenne* par cela seul qu'elles auraient été saignées de 2 à 5 heures après avoir mangé des alimens aussi légers qu'un échaudé, une tasse de lait, etc. Nous nous contenterons de rapporter *in extenso* la première de ces observations.

« 1ʳᵉ Obs. Madame C. de B. tourmentée depuis long- « temps par une céphalalgie que le travail de la digestion « fait revenir chaque jour, mais, du reste, n'ayant ni fièvre, « ni toux, ni oppression, ni autre signe d'une phlegmasie « quelconque, désire être saignée.

« Le jour convenu pour cette opération, madame C. de B. « prend *un échaudé dans un peu de thé*, vers *huit heures* « *du matin*. A *onze heures*, je pratique une saignée de 12 « onces, le sang coule en jet; il est reçu dans une *cuvette* « *ordinaire*. Le lendemain, il est couvert d'une *pseudo-* « *membrane aussi prononcée que dans la plus violente* « *pleuro-pneumonie* »

Si M. Hatin a une idée bien nette de ce qu'est la *couenne* dans la *plus violente pleuro-pneumonie*, il nous accordera que celle de la saignée de madame C. de B. devait nécessaiment avoir au moins 4 lignes d'épaisseur, et recouvrir en entier la surface, d'ailleurs fort étendue, de cette saignée réçue dans une *cuvette ordinaire*. Et il veut que les élémens d'une pareille membrane aient été fournis en entier par le *chyle* introduit dans le sang par la digestion *d'un échaudé!* Mais cette *couenne* énorme, même après sa dessiccation, aurait pesé plus que *l'échaudé*. Entre les mains de M. Hatin, les effets sont loin de rester proportionnels aux causes.

Nous ne dirons rien de l'*observation* 4e, relative à une dame qui, ayant été saignée deux heures et demie après son déjeuner, présenta *un sang décomposé comme dans une pleurésie*, ni des *observations* 5e et 7e, qui nous apprennent comment une *couenne très prononcée* se montra sur le caillot de la saignée pratiquée *à deux dames en bonne santé*, parce qu'elles avaient fait un *léger déjeuner*, l'une *quatre heures*, l'autre *deux heures* avant l'opération. De semblables faits se réfutent assez d'eux-mêmes pour qu'on n'ait pas besoin d'insister.

Mais arrêtons-nous un instant sur les trois autres observations et prouvons que M. Hatin ne leur aurait pas donné une si grande importance s'il avait mieux connu les phénomènes normaux de la coagulation du sang.

Dans l'*observation* 2e, le sang se recouvre d'une couche blanche *mince*, mais *très étendue*. Ce coagulum blanc ne recouvrait donc pas toute la surface du caillot, sans cela M. Hatin nous l'aurait dit. L'expression vague *très étendue* dont il se sert, prouve qu'il ne se montrait que sur une certaine partie de cette surface. C'était donc une *couenne imparfaite*, une production sans aucune valeur. Et si nous considérons que la dame en question *se plaignait d'étourdissemens, toussait, était asthmatique*, nous resterons convaincus que la *tasse de café* qu'elle avait prise 2 *heures avant la saignée* n'avait absolument rien à faire avec cette décoloration partielle du caillot. *A jeun* il en aurait certainement été de même.

Nous en dirons autant du *potage* qu'avait avalé la dame de l'*observation* 3ᵉ, 2 heures 1/2 avant d'être saignée ; car, d'une part, le *coagulum est verdâtre (couenne imparfaite)*, et, d'autre part, cette dame, âgée de 45 ans, *éprouvait quelque irrégularité dans sa menstruation avec accélération du pouls* (75 à la minute).

Enfin l'*observation* 6ᵉ est l'histoire d'une bonne qui, saignée 4 heures 3/4 après avoir déjeuné, fournit un caillot dont la surface libre se couvre d'une *couche mince*. Encore une *couenne imparfaite*, encore un phénomène insignifiant fourni à l'appui d'une proposition aussi importante que celle dont M. Hatin veut enrichir la physiologie.

Ainsi donc, même en acceptant les 7 observations de M. Hatin telles qu'il les donne, nous en trouvons 4 qui parlent assez haut pour se mettre elles-mêmes hors de cause, et 3 qui ne prouvent absolument rien puisque la *couenne imparfaite* peut se montrer sur tous les *sangs possibles*.

Bien que les observations, rapportées par M. Hatin, nous aient toujours paru insuffisantes pour démontrer la vérité de sa proposition générale, nous avons dû cependant répéter ses expériences en nous plaçant dans les mêmes conditions que lui. Nous rapporterons ici les résultats fournis par 8 observations.

1° Un jeune homme de 24 ans, très bien constitué, jouissant d'une santé parfaite, est pris, 3 *heures après son déjeuner*, d'accidens de congestion cérébrale; une saignée de 12 onces est pratiquée immédiatement; le sang coule en jet continu de grosseur ordinaire. La surface libre du caillot est d'un *rouge uniformément répandu sans aucune trace de décoloration.*

2° Une demoiselle de 23 ans, de constitution pléthorique, jouissant d'ailleurs d'une très bonne santé, est tourmentée par des accidens de congestion cérébrale quelques jours avant le retour des règles. On lui pratique une saignée de 12 onces. L'écoulement se fait par un *jet continu très gros*. La surface libre du caillot présente *quelques irisations éparses*. Elle avait pris *une tasse de lait avec du pain* 4 *heures avant l'opération*.

3° Une femme de 57 ans, dont la santé est habituellement bonne, mais qui depuis trois mois vit dans la misère et ne prend qu'une nourriture insuffisante et de mauvaise qualité, est surprise, dans la rue, par une pluie abondante et éprouve un refroidissement considérable. A la suite de cet accident elle ressent de vertiges, des douleurs vives dans l'oreille gauche, l'ouïe est complétement perdue du même côté. On cherche vainement la trace d'un travail phlegmasique du côté de l'oreille, ces douleurs paraissent être purement névralgiques. On lui pratique une saignée de 12 onces. Le jet de sang continu est de grosseur ordinaire. La surface libre du caillot présente *deux ou trois plaques d'une matière verdâtre mince, transparente,* et cependant, 3 *heures* avant l'opération, la malade avait *mangé de la soupe, du pain et de la viande.*

4° Une jeune fille de 22 ans, en proie à des phénomènes

hystériques très remarquables, est saignée pour remédier à des accidens de congestion cérébrale qui reviennent pendant les accès. L'écoulement se fait par un jet continu de grosseur ordinaire, *la surface du caillot est uniformément rouge.* Cette jeune fille avait mangé *de la soupe* 3 *heures* avant l'opération.

5° Un ébéniste de 54 ans, de bonne santé habituelle, est tourmenté depuis 6 jours par des douleurs sciatiques de médiocre intensité. Apyrexie complète, bon appétit. On lui pratique une saignée de 12 onces 3 *heures après l'ingestion d'un déjeuner composé de soupe, de viande et de pain.* L'écoulement se fait par un jet continu de grosseur ordinaire. *La surface libre du caillot est uniformément rouge.*

6° Un homme de 61 ans a éprouvé, il y a 20 ans, une hémorrhagie cérébrale. Depuis ce temps sa santé est parfaite, mais ses facultés intellectuelles sont affaiblies et son bras gauche est resté paralysé. On lui pratique une saignée de 12 onces. Le sang est fourni par un jet continu de grosseur ordinaire ; le malade *avait pris,* 3 *heures* avant l'opération, *un déjeuner composé de soupe, de viande et de pain. La surface du caillot est uniformément rouge.*

7° Un vieillard de 61 ans, atteint depuis 10 ans d'une affection chronique de la moelle épinière, est complétement paralysé des deux membres inférieurs. Du reste sa santé est bonne ; apyrexie (60 pulsations) bon appétit, les fonctions digestives s'accomplissent normalement. On lui pratique une saignée de 12 onces. 3 *heures* avant l'opération il mange *de la soupe, du pain* et *de la viande.* La surface libre du caillot présente 3 *ou* 4 *plaques minces, peu étendues, d'une couleur verdâtre.* Le sang avait très bien coulé.

En définitive, qu'avons-nous trouvé dans ces sept saignées pratiquées dans des circonstances qui. d'après M. Hatin, doivent entraîner nécessairement la formation d'une *couenne bien dessinée?* Nous avons vu que, dans quatre cas (bien que toutes les précautions aient été prises pour obtenir un beau jet et ne pas troubler la coagulation du sang), la surface libre du caillot s'est montrée *uniformément rouge.* Dans les trois autres observations, nous n'avons pu constater que *ces accidens de décoloration partielle et superficielle* dont une longue série de recherches nous a appris à ne tenir aucun compte parce que ces phénomènes peuvent se montrer dans les états morbides les plus divers et les circonstances les plus variables. Rien ne nous autorise donc à les attribuer à la prétendue influence du travail digestif (1).

C'est ici le moment de nous occuper d'un 8ᵉ cas qui s'est présenté à notre observation.

8° Un jardinier de 41 ans, de bonne santé habituelle, est tourmenté depuis 6 jours par un rhumatisme sub-aigu, qui a envahi les deux épaules, les deux genoux et les deux articulations tibio-tarsiennes. La peau est chaude, le pouls donne

(1) Si les doctrines professées par M. Hatin, relativement à l'influence de la digestion sur la production de la couenne étaient vraies, il en résulterait nécessairement que *normalement* et *constamment* le sang de l'homme en santé serait *couenneux.* En effet, la majeure partie des habitans de Paris, prend une tasse de café de 8 à 9 heures du matin, fait un second déjeuner de 11 heures à midi, dîne, enfin, vers six heures du soir. Dès-lors toutes les fois qu'un médecin serait appelé à pratiquer une saignée chez un individu tombé subitement malade dans l'intervalle des repas (et ces occasions se présentent assez souvent), le sang devrait se recouvrir d'une couenne. Trop de faits, bien observés, viennent déposer contre cette assertion pour que nous ne soyons pas obligés de déclarer que M. Hatin s'est laissé tromper par de fausses apparences. -

90 pulsations. On le saigne. *Le malade n'avait rien mangé depuis 48 heures.* Le jet est continu et de moyenne grosseur, le caillot se recouvre en entier d'une *couenne parfaite,* peu épaisse, mais opaque, élastique, résistante.

Six jours après, les douleurs ont considérablement diminué, la peau est moins chaude, le pouls est tombé à 75 pulsations. On le saigne de nouveau. L'écoulement se fait par un jet continu de grosseur ordinaire. Le malade *avait mangé de la soupe, du pain et de la viande 3 heures* avant l'opération. Le caillot se recouvre d'une *pellicule mince, molle, verdâtre, transparente,* d'une *couenne imparfaite.*

Dans ce cas, nous voyons, sur le sang de la première saignée, la *couenne parfaite* se montrer *à jeun* sous l'influence d'un rhumatisme sub-aigu. Nous voyons, en outre, le caillot de la deuxième saignée ne plus présenter qu'une *couenne imparfaite,* alors que la maladie avait elle-même diminué, quoique cette dernière émission sanguine eût été pratiquée dans des conditions de digestion qui à elles seules suffiraient, d'après M. Hatin, pour produire une *couenne bien dessinée.*

Après avoir démontré le peu de valeur des faits relatés par M. Hatin, nous devons aborder un autre ordre d'idées. Ce médecin s'est cru autorisé à tirer de ses recherches les conclusions suivantes (*loco cit.* p. 48) :

« Il n'en restera pas moins acquis à la science ce fait phy-
« siologique sur lequel j'appelle toute l'attention des prati-
« ciens, à savoir que la *présence du chyle, versé par la di-*
« *gestion dans le sang,* donne à ce fluide la propriété de four-
« nir un coagulum blanc. »

Les beaux travaux de Tiedemann et Gmelin sur la digestion ont démontré que, si on tuait 4 heures après leur repas des chiens nourris avec du lait, du pain ou de la viande, on trouvait constamment dans le duodénum beaucoup de chyme, et dans l'estomac une grande partie des alimens ingérés encore incomplétement élaborés Il résulte nécessairement de là que, pour donner au chyle le temps d'être versé en quantité considérable dans le torrent circulatoire et apprécier les modifications que son mélange avec le sang peut faire éprouver aux qualités physiques du caillot, on ne doit ouvrir la veine que 5, 6 ou 7 heures après le repas. Or, en parcourant les sept observations rapportées dans le mémoire de M. Hatin, on trouve que la saignée a été pratiquée, observations 2e et 7e, 2 heures après le repas; observations 3e et 4e, 2 heures 1/2 après le repas; observation 1e, 3 heures après le repas; observation 5e, 4 heures après le repas; et enfin, observation 6e, 4 heures 3/4 après le repas. Dans tous ces cas, la veine a été ouverte à une époque trop rapprochée du moment de l'ingestion des alimens pour que le canal thoracique eût déjà versé dans la veine sous-clavière une quantité notable de chyle, et pour que ce liquide mêlé au sang pût en aucune façon traduire sa présence dans une saignée pratiquée au pli du bras. Les conditions expérimentales choisies par M. Hatin étaient donc tout-à-fait impropres à le mettre sur la voie du fait physiologique qu'il croit avoir découvert. Son mémoire ne contient pas une seule observation qui puisse faire connaître l'influence exercée par la présence du chyle sur les propriétés physiques du sang de l'homme. Les huit expériences qui nous sont propres et dont nous avons rapporté plus haut les résultats, ayant été tentées à dessein dans les mêmes circonstances, ne peuvent non plus servir à éclairer cette question.

Cependant il était de la plus haute importance de savoir

positivement si le mélange des matériaux de la digestion avec le sang modifiait les propriétés physiques de ce liquide. Dans ce but, nous avons recueilli les observations suivantes.

1° Une fille de 28 ans, employée dans une fabrique de tapis, éprouve depuis un an des accès d'épilepsie qui reviennent régulièrement tous les mois, quelques jours avant l'apparition des règles. Elle est très fortement constituée et jouit d'une parfaite santé. Elle déjeune avec une forte portion de soupe grasse. 5 heures après son repas, on lui pratique une saignée de 12 onces. Le jet de sang est *continu, très rapide et très gros*. La surface du caillot présente *quelques irisations éparses*.

2° Le lendemain, cette fille déjeune avec de la soupe, du pain et de la viande. 5 heures 1/2 après son repas, on lui pratique une saignée de 12 onces. Le jet de sang est *continu, de grosseur et de vitesse ordinaires*. La surface du caillot est *uniformément rouge*.

3° Un journalier de 32 ans est atteint depuis 15 jours d'une fièvre intermittente quarte. Depuis 3 ans cet homme a déjà éprouvé, en Afrique, des accès long-temps prolongés de fièvre tierce, et plus tard, dans le Nivernais, deux rechutes à six mois d'intervalle l'une de l'autre. La rate est un peu hypertrophiée, ses forces ont sensiblement diminué. Il déjeune avec de la soupe, du pain et de la viande. 6 heures après le repas, on lui pratique une saignée de 12 onces. Le jet de sang est *continu, de grosseur et de vitesse ordinaires*. La surface du caillot présente *quelques irisations éparses et une plaque verdâtre molle transparente, extrêmement mince, de la largeur d'une pièce de 5 francs*.

4° Un cocher de 47 ans, bien constitué, jouissant habituellement d'une très bonne santé, se plaint depuis 5 à 6 jours de douleurs rhumatismales peu vives, siégeant dans l'épaisseur des muscles de la jambe et de la cuisse gauches. Appétit parfaitement conservé, fonctions régulières, normales, apyrexie complète ; il déjeune avec de la soupe, du pain et de la viande ; 6 heures et 1/2 après son repas, on lui pratique une saignée de 12 onces. Le jet du sang est *continu, de grosseur et de vitesse ordinaires*. La surface libre du caillot est *uniformément rouge*.

Voilà quatre saignées pratiquées dans des circonstances telles que les produits de la digestion avaient eu le temps d'arriver en grande abondance dans le torrent circulatoire, et cependant le caillot s'est constamment présenté avec ses qualités habituelles. Dans la 2ᶜ et la 4ᵉ, en effet, la surface libre du coagulum était uniformément rouge sans aucune trace de décoloration, quoique le sang eût été fourni par un jet continu et suffisamment gros. La 1ʳᵉ a présenté quelques irisations éparses, et ce phénomène est en rapport avec un écoulement de sang très rapide par un jet très gros. Quant à la 3ᵉ, la plaque verdâtre et les irisations qui se sont montrées étaient parfaitement justifiées par le commencement de cachexie survenue chez ce sujet, à la suite d'accès long-temps répétés de fièvre intermittente. Tout s'est donc passé absolument comme si la saignée eût été pratiquée le matin et *à jeun* ; nous sommes donc en droit d'affirmer que la formation de la *couenne* ne peut *jamais* être déterminée, dans l'espèce humaine, par le seul fait du *mélange du chyle avec le sang*.

Si nous passons à l'examen des essais tentés par M. Hatin sur les animaux, nous verrons qu'il ne s'est montré ni plus sévère dans le choix des conditions expérimentales, ni plus rigoureux dans les conclusions qu'il en a tirées.

Voulant prouver que l'arrivée du chyle dans le sang pouvait produire la couenne chez les bœufs, il a fait manger du foin à un certain nombre de ces animaux, et puis il les a saignées de 5 à 6 heures après l'ingestion des alimens. Les recherches de Tiedemann et Gmelin ont démontré que, chez les ruminans, la digestion était d'une lenteur extrême. Les alimens, après être restés long-temps dans le 1er et le 2e estomac pour y subir un simple ramollissement, doivent ensuite remonter dans la bouche, être broyés de nouveau, redescendre dans le 3e estomac, séjourner entre les feuillets qui le composent, et enfin passer de là dans la caillette où ils sont définitivement transformés en chyme. Toutes ces opérations s'opèrent fort lentement; et les expériences des deux illustres savans allemands prouvent que, dans aucun cas, il ne peut suffire de 6 heures pour faire arriver dans le torrent circulatoire une quantité appréciable de chyle. Ici donc encore, M. Hatin a opéré, dans des circonstances telles que les produits de la digestion n'avaient pas eu le temps de se mêler au liquide sanguin pour altérer ses propriétés physiques, lorsqu'il a ouvert la veine.

Cependant M. Hatin est tellement convaincu de la réalité d'une influence exercée par le travail digestif sur la composition du caillot, qu'il affirme avoir vu, dans ces circonstances, la saignée se recouvrir *constamment* d'un coagulum blanc. Nous venons de prouver que, quand bien même la couenne se serait montrée dans ses expériences, il n'était pas en droit d'en rapporter la formation à la présence du chyle qui ne pouvait pas se trouver dans le sang ; nous devons maintenant ajouter que, dans aucun cas, la saignée pratiquée à un bœuf sain ne se recouvre d'un coagulum blanc. Dans un travail très étendu que nous avons fait à l'école d'Alfort, avec M. le professeur Delafond, sur la composition et les propriétés du sang des animaux, nous avons eu occasion de saigner un très grand nombre de bœufs, et *jamais*, quelques précautions que nous ayons prises, soit pour obtenir un beau jet de sang, soit pour laisser coaguler ce liquide dans un repos parfait, *jamais* nous n'avons pu saisir la moindre trace de *couenne* à la surface du caillot. Et cependant la phlébotomie a été toujours pratiquée entre 5 et 18 heures après l'ingestion des alimens et à tous les momens possibles compris entre ces deux extrêmes. Ajoutons que ces résultats sont d'accord avec ceux qu'avait déjà obtenus M. le professeur Delafond qui, dans le cours d'une pratique fort étendue, n'a jamais rencontré le coagulum blanc chez les bœufs sains, quoique, depuis fort long-temps, son attention ait été fixée sur ce sujet.

Nous sommes donc en droit de nier formellement la possibilité de la *formation spontanée de la couenne* sur le sang des bœufs, et cela dans quelque circonstance physiologique qu'on l'étudie.

Enfin M. Hatin a tenté sur les chevaux des expériences d'où il résulterait que, quand ces animaux sont *sains* et *bien reposés*, le sang se recouvre constamment d'une couenne dans les 15 premières heures qui suivent le repas, mais qu'après 15 heures de jeûne le sang n'offre plus aucune trace de coagulum blanc.

Nous ferons observer, en passant, que, parmi ces observations, il y en a six qui ne peuvent rien démontrer relativement à l'influence exercée sur les propriétés du caillot par l'arrivée du chyle dans le sang, puisque dans tous ces cas la saignée a été pratiquée moins de 4 heures après l'ingestion des alimens, c'est-à-dire à une époque où, d'après les recherches de Tiedemann et Gmelin, le chyle n'avait pu être versé dans le torrent circulatoire. C'est donc toujours le même vice expérimental que nous rencontrons dans le mémoire de M. Hatin.

Arrivons aux saignées qui se seraient recouvertes d'une couenne 9 heures après le repas et à celles qui n'en auraient pas fourni la moindre trace après 15 heures de jeûne.

Nous dirons d'abord que MM. les professeurs de l'école d'Alfort, qui ont beaucoup étudié les propriétés physiques du sang des chevaux, regardent la formation de la *couenne* comme un phénomène *physiologique constant* chez ces animaux, lorsque la saignée a bien coulé et que le sang n'a pas été agité dans le vase qui le contient. Nous citerons enfin les résultats des recherches que nous avons faites nous-mêmes avec M. le professeur Delafond. Nous avons pratiqué plus de 40 saignées sur des chevaux *parfaitement sains* et *bien reposés*, et constamment le sang s'est recouvert d'une *couenne*, et d'une *couenne* tellement épaisse, qu'elle occupait à très peu de chose près *toujours* la moitié de la hauteur de la colonne de sang recueilli. Ces saignées ont été pratiquées les unes 4 heures, les autres 9, 12, 15, 18 et enfin 20 heures après l'ingestion des alimens, et le résultat a été invariablement le même. L'épaisseur de la couenne n'a pas été plus faible après 20 heures qu'après 9 heures de jeûne absolu. Voilà des faits positifs incontestables, dont des hommes tels que MM. Dumas, Monneret et Delafond ont été témoins, et qui nous permettent d'établir, avec tous les vétérinaires instruits, la proposition suivante :

Dans quelque circonstance physiologique qu'on saigne un cheval, le sang se recouvre constamment d'un coagulum blanc extrêmement épais.

Nous avons examiné les observations recueillies par M. Hatin tant pour l'espèce humaine que pour les animaux, et nous avons donné les raisons qui ne nous permettent pas d'accepter tant de faits extraordinaires, en contradiction directe avec les points les mieux établis de la physiologie. Nous sommes donc forcés de nier l'exactitude de sa proposition générale, et de conclure que :

Soit dans l'espèce humaine, soit chez les animaux, le travail de la digestion n'exerce aucune espèce d'influence sur la production du coagulum blanc du caillot de la saignée.

« 2me *proposition* (*loc. cit.*, pag. 24) : Le coagulum
« blanc se rencontre dans le sang des personnes et des ani-
« maux qu'on saigne après un exercice gymnastique un peu
« soutenu. »

A l'appui de cette proposition, M. Hatin cite le fait suivant :

« Une jument de 7 ans, de petite taille, mais bien portante
« du reste, et *à jeun depuis 9 heures*, est saignée après une
« course de deux lieues au trot.

« Le sang présente une hémaleucine (*couenne*) de deux
« pouces environ d'épaisseur. »

Ceci n'a rien que de fort ordinaire pour nous qui savons que la *couenne* est normale chez le cheval. Mais comment se fait-il que M. Hatin cite à la page 24 un pareil fait à l'appui de sa proposition sur l'influence de *l'exercice gymnastique ?*

Cette jument n'était à jeun que *depuis 9 heures*, et à la page
23 il a précédemment établi que la seule influence de la digestion suffisait *après 9 heures*, et même plus, pour déterminer
la production de la *couenne !* Ce fait-là ne prouve rien, même
en restant dans le cercle des idées professées dans ce mémoire.

Viennent ensuite trois observations de femmes qui, saignées
pendant le travail d'un accouchement laborieux, ont fourni du
sang qui s'est recouvert d'une *couenne*. Avons-nous besoin
d'insister pour faire sentir tout ce qu'il y a de singulier dans
cette idée qui porte un *accoucheur* à assimiler le travail d'une
parturition laborieuse avec un simple exercice gymnastique?

« 3me *proposition (loc. cit.*, pag. 26) : Le coagulum blanc,
« vulgairement appelé couenne inflammatoire, ne se ren-
« contre pas dans toutes les phlegmasies. »

M. Hatin cite quelques cas de gastrite aiguë sans *couenne*.
Nous aurions beaucoup de choses à dire sur la valeur des observations particulières que M. Hatin a intitulées gastrite aiguë, et nous n'aurions pas de peine à lui démontrer que la
majeure partie est loin de mériter une pareille dénomination ;
contentons-nous de répondre que, nous aussi, nous avons vu
des gastrites sans *couenne*, mais que nous en avons vu encore
plus qui fournissaient un *sang couenneux*.

Viennent ensuite des observations de catarrhes pulmonaires,
d'angines, d'ophthalmies, dans lesquelles le sang ne s'est pas
recouvert d'une *couenne*. Tous ces faits n'ont rien de nouveau ;
il n'est pas de praticien qui n'ait eu cent fois occasion d'en
rencontrer de pareils ; mais il faut dire aussi que, de toutes ces
affections, il n'en est pas une seule qui n'ait fourni, dans
beaucoup de cas, des résultats opposés à ceux de M. Hatin.

Enfin M. Hatin annonce que, dans la fièvre typhoïde simple, la *couenne* ne se montre pas, tandis qu'on la rencontre dans la fièvre typhoïde compliquée d'inflammation pulmonaire. C'est là une vérité qui court les rues. Si une chose doit étonner ici, c'est que, d'une part, M. Hatin semble croire dire du nouveau, et que, d'autre part, il range l'affection typhoïde parmi les phlegmasies.

« 4me *proposition* (*loc. cit.*, pag. 34) : Le coagulum « blanc ne se rencontre pas dans toutes les périodes des « phlegmasies qui le produisent. Les saignées rapprochées « du moment de l'invasion en sont souvent exemptes. »

Cette vérité est écrite dans tous les livres de médecine, c'est un résultat de l'expérience de tous les siècles; elle est devenue tellement banale, qu'on serait fort embarrassé de dire à qui doit être rapportée sa découverte. Il est étonnant qu'un homme qui veut passer pour s'être beaucoup et sérieusement occupé des phénomènes de la coagulation du sang, ne sache pas que cette proposition, qu'il cite comme une nouveauté, est tombée de temps immémorial dans le domaine public.

Ainsi, en résumé, qu'avons-nous trouvé dans ce premier mémoire de M. Hatin? Deux choses :

1° Une prétendue influence de la digestion et de l'exercice gymnastique sur la production de la *couenne*, déduite de faits dont les uns ont été évidemment mal observés et les autres encore plus mal interprétés;

2° Relativement à la *couenne* considérée comme signe de l'existence d'une phlegmasie, des faits accumulés pour démontrer la vérité de propositions dont l'exactitude était reconnue par tout le monde long-temps et fort long-temps avant que M. Hatin ne songeât à prendre la plume.

Le mémoire dont nous parlons se termine enfin par une théorie de la formation de la *couenne*, d'après laquelle les élémens du coagulum blanc seraient fournis par la résorption des matériaux déposés dans l'épaisseur des parenchymes et dans la cavité des séreuses par le travail phlegmasique. D'où proviendrait donc, pour M. Hatin, la couenne de l'érysipèle, des phlegmasies des muqueuses, et surtout celle de la chlorose ? Il n'y a là ni produits déposés ni rien à faire résorber.

Nous nous hâtons d'arriver maintenant à l'examen du deuxième mémoire de M. Hatin.

§ II.

Au commencement de ce deuxième mémoire, M. Hatin nous accuse formellement d'avoir reproduit, sous le nom d'*excès de fibrine*, l'erreur qu'il a gratuitement prêtée aux médecins de son époque, relativement à la considération de la *couenne* comme *signe infaillible* de l'existence d'une phlegmasie. Nous aurons tout-à-l'heure occasion de nous expliquer à ce sujet ; précisons bien, dans ce moment, le motif qui a déterminé M. Hatin à attaquer nos résultats.

Nous avons établi dans notre mémoire, lu à l'Institut en juillet 1840, qu'une élévation du chiffre de la fibrine au-dessus de 5 pour mille parties de sang, est un signe certain de l'existence d'une phlegmasie. Nous avons prouvé, en outre, que le degré d'augmentation de proportion de la fibrine est constamment en rapport avec l'étendue et l'intensité du travail phlegmasique local. A l'appui de cette double proposition, nous avons fourni plusieurs centaines d'analyses de sang, et nous devons dire que des recherches ultérieures nous ont permis de vérifier largement l'exactitude de nos conclusions.

C'est dans le but de démontrer l'inexactitude de cette loi pathologique, par nous établie, que M. Hatin s'est décidé à publier son mémoire ; et voici les quatre chefs qu'il se propose d'établir à son tour :

« 1° La fibrine, en excès, signalée par MM. Andral et « Gavarret dans le sang des phlegmasiques, n'était que de « l'hémaleucine (de la couenne inflammatoire) troublée dans sa « formation par le battage du sang.

« 2° Des circonstances toutes physiologiques engendrent « cet excès de fibrine. En conséquence, cet excès n'annonce « pas toujours une phlegmasie.

« 3° Les phlegmasies aiguës n'engendrent pas toutes un « excès de fibrine : l'absence de ce caractère ne suffit donc « seul, ni pour exclure une affection de l'ordre des phlegma- « sies, ni pour la faire admettre dans celui des pyrexies.

« 4° Enfin, l'excès de fibrine considéré isolément, n'in- « dique ni le degré de la maladie, ni la nécessité de multi- « plier les émissions sanguines. »

(*Rech. exp. sur la partie blanc. du sang*, page 4).

Maintenant que nous connaissons bien le but que se propose M. Hatin, passons à l'examen de ses quatre propositions générales.

« 1ʳᵉ *propos.* (*loc. cit.*, page 4) . La fibrine en excès trou- « vée par MM. Andral et Gavarret dans le sang des personnes « atteintes de phlegmasie , n'était que de l'hémaleucine « (couenne) troublée dans sa formation. »

Lorsque nous nous sommes occupés des opinions émises par M. Hatin, relativement à l'influence du travail digestif sur la formation de la *couenne*, nous avons eu soin de distinguer les unes des autres les diverses nuances de décoloration de la surface libre du caillot. Nous avons vu que les *irisations* et les *plaques minces verdâtres semblables à des pelures d'oignon* appartenaient à l'état physiologique, et dépendaient uniquement du mode d'écoulement du sang. La *couenne imparfaite* a été considérée par nous comme une production sans importance ; et nous avons dit que la *couenne parfaite*, au contraire méritait de fixer l'attention des médecins, parce que son existence se liait toujours à une modification profonde, survenue dans la composition du sang. Nous devons maintenant tâcher de pénétrer les causes de l'apparition de ces diverses colorations de la surface libre du caillot, et chercher dans la composition du liquide sanguin lui-même, et dans la distribution des principes constituans du coagulum, la raison de leur existence.

Lorsqu'on abandonne à lui-même du sang parfaitement défibriné, on peut facilement étudier le mécanisme très simple de la séparation de ses élémens. Les globules dont le poids spécifique est plus considérable que celui du sérum au milieu duquel ils nagent tendent à gagner peu-à-peu le fond du vase, et au bout de quelques heures le liquide, d'abord homogène, est séparé en deux couches superposées très distinctes. La couche supérieure, transparente, se compose de sérum parfaitement pur ; la couche inférieure, opaque, noirâtre, est constituée par l'agglomération des globules tassés les uns contre les autres, et par un peu de sérosité restée adhérente à leur surface. Les affinités chimiques n'interviennent en aucune façon dans l'accomplissement de ce phénomène, tout se passe par le seul fait de l'action de la pesanteur. Cette précipitation

des globules sanguins s'effectue sous l'empire des mêmes lois
que les dépôts terreux qui se forment au fond des vases dans
lesquels on a placé des eaux bourbeuses. Si, dans une saignée
ordinaire, une pareille séparation n'a pas lieu, cela tient uniquement à ce que la fibrine se coagule spontanément avant
que les globules aient eu le temps d'abandonner en totalité les
couches supérieures du liquide. Cependant, dans l'intervalle
qui s'écoule entre la sortie du sang des vaisseaux et sa solidification spontanée, la précipitation des globules commence.
L'examen de la constitution intime du caillot ne saurait laisser aucun doute à cet égard.

En effet, si l'on divise le caillot par une section verticale
passant par son centre, on constate que sa consistance n'est
pas uniforme dans toute son épaisseur. Toujours on trouve
les couches supérieures plus résistantes que les couches inférieures. La consistance du caillot diminue graduellement à
mesure que, de sa surface libre, on pénètre plus avant dans sa
profondeur ; et cependant ce sont toujours les mêmes principes
constituans, un réseau fibrineux et des globules sanguins, que
nous rencontrons. Mais n'oublions pas que les globules ont dû
obéir à leur pesanteur spécifique pendant que le sang est resté
liquide, et s'accumuler dans les parties les plus inférieures.
Les mailles du réseau fibrineux contiennent donc plus de globules dans les couches profondes que dans les superficielles ;
elles sont moins revenues sur elles-mêmes, elles constituent
un tissu moins serré, et la consistance du caillot traduit cette
différence dans la répartition des élémens qui le composent.
Ainsi, dans quelques circonstances que l'on pratique la saignée, la tendance des globules à gagner le fond du vase avant
la coagulation du sang entraîne nécessairement ce résultat :

que les couches superficielles du caillot renferment pro-
,portionnellement plus de fibrine et moins de globules que les
couches plus profondément situées.

Lorsque, la saignée étant pratiquée à un sujet bien constitué, le sang s'écoule extrêmement vite par un jet très gros
et très rapide, les dernières parties du liquide recueilli sor-
tent de la veine, pour ainsi dire, en même temps que les premières. Et si on laisse le vase dans un repos complet, les
globules resteront plus long-temps soumis aux forces qui les
sollicitent à descendre, avant que la fibrine ne les enlace dans
les mailles de son réseau. Il arrive fréquemment alors que la
surface de la masse sanguine encore liquide présente une couche très mince à-peu-près complétement dépouillée de globules rouges; et, dans cette circonstance, le caillot est surmonté
de quelques irisations, de quelques plaques verdâtres, semblables à une pelure d'oignon, constituées par un réseau fibrineux imbibé de beaucoup de sérosité et de très peu de matière
colorante rouge.

Il suffit de réfléchir un instant à la composition du caillot,
pour rester convaincu que ses propriétés physiques dépendent
uniquement des proportions relatives et du mode de distribution de ses deux élémens essentiels, la fibrine et les globules.
Les moyennes physiologiques sont, pour la fibrine, 3, et pour
les globules, 127. Cet état statique ne peut être troublé sans
que les caractères du caillot sanguin, et en particulier ceux de
coloration de sa surface libre, éprouvent eux-mêmes une modification plus ou moins profonde. C'est dans une *prédominance de l'élément fibrineux par rapport à l'élément globulaire* que se trouve la véritable cause de la formation de ces
deux productions pseudo-membraneuses, que nous avons dé-

signées sous les noms de *couenne imparfaite* et de *couenne parfaite*.

Couenne imparfaite. Sans que la santé soit sensiblement altérée, bien que le jeu des fonctions soit encore normal, nous avons démontré ailleurs que, chez les sujets à tempérament nerveux et lymphatique, chez les individus soumis à des causes de débilitation, la proportion de fibrine restait intacte tandis que les globules s'abaissaient au-dessous de leur moyenne physiologique. La même composition du sang se rencontre aussi chez les convalescens. Nous avons fait voir encore que la diète et les pertes sanguines, ayant pour effet constant de diminuer la proportion des globules sans s'attaquer à la fibrine, il suffisait qu'une maladie quelconque eût duré quelque temps pour que les proportions relatives de ces deux élémens du sang fussent modifiées de telle façon que le deuxième devînt faiblement prédominant sur le premier. Voilà bien des cas divers, les uns appartenant à l'ordre physiologique, les autres morbides mais complétement indépendans de tout travail phlegmasique, dans lesquels nous constatons une même modification de composition dans le liquide nourricier. Dans tous cependant, comme traduction de cette *faible rupture d'équilibre entre les élémens du sang* que nous venons de signaler, les propriétés physiques du caillot présentent une même altération, la présence d'une *couenne imparfaite*. C'est là un fait que la clinique apprend tous les jours, et dont il est bien facile de se rendre compte en ayant égard aux phénomènes au milieu desquels s'opère la coagulation spontanée du sang. En effet, le liquide sorti de la veine est pauvre en globules, leur précipitation s'effectue avec plus de facilité ; en très peu de temps les couches les plus superficielles sont à-peu-près complétement dépouillées d'hématosine ; dès-lors au moment où le réseau fibrineux s'organisera, le caillot se recouvrira d'une couche mince transparente, molle, verdâtre, uniformément répandue ou par plaques éparses, de même composition que les irisations dont nous avons précédemment parlé, en un mot, d'une *couenne imparfaite.*

Le même phénomène de décoloration de la surface libre du caillot se montre encore dans les saignées pratiquées à des individus frappés de phlegmasie chronique. Si nous cherchons à rapprocher cette modification des résultats fournis par l'analyse du sang, nous trouverons toujours une même altération de composition pour expliquer une même altération des propriétés physiques, une *faible predominance de l'élément fibrineux par rapport à l'élément globulaire.* N'avons-nous pas démontré par des faits nombreux, que, dans les phlegmasies chroniques, rien n'était plus commun que de voir baisser le chiffre des globules, tandis que la fibrine, sans dépasser les proportions physiologiques, se maintenait cependant à leur limite supérieure ?

Enfin, dans le cas où l'inflammation est sub-aiguë, et même quand, élevée au type aigu, elle est très limitée et de très faible intensité, la clinique nous apprend qu'il est très commun de rencontrer une *couenne imparfaite.* Alors la proportion des globules n'est pas sensiblement altérée, mais la fibrine s'est élevée au-dessus des limites de ses variations physiologiques. Comme nous l'avons établi ailleurs, l'altération du solide et celle du sang marchent toujours parallèlement et d'un pas égal. La lésion locale est faible, l'excès de fibrine qui la traduit sera donc, comme elle, peu marqué. Voilà un troisième et dernier ordre de faits dans lequel une *couenne imparfaite* reconnaît encore, pour cause de sa production, l'existence d'une faible prédominance de l'*élément fibrineux sur l'élément globulaire du sang*.

Nous avons dit (page 34) que la *couenne imparfaite* était une production sans aucune espèce d'importance, nous sommes maintenant en mesure de justifier notre manière de voir. De quelque façon en effet que nous ayons étudié les faits, nous avons toujours trouvé sa formation intimement liée à une altération du sang, qui peut prendre sa source dans les causes les plus variées et les plus disparates. Nous avons vu que cette *faible rupture d'équilibre entre les proportions de fibrine et de globules* ne fonde souvent qu'un simple affaiblissement de la constitution, compatible avec le jeu normal des fonctions. Nous avons démontré comment, en dehors de l'ordre des phlegmasies, depuis la névrose la plus légère jusqu'à la fièvre typhoïde la plus grave, toutes les maladies peuvent altérer de la même manière et la composition et les propriétés physiques du sang. Enfin, n'avons-nous pas prouvé que les mêmes conditions et les mêmes phénomènes apparaissent dans les cas de phlegmasie chronique, sub-aiguë et même aiguë de très faible étendue et de très faible intensité? Comment dès-lors la *couenne imparfaite* pourrait-elle devenir un caractère de quelque valeur? Comment pourrait-elle éclairer le praticien sur le siège où la nature de l'affection ou sur la marche thérapeutique à suivre?

Couenne parfaite. Sans changer de nature, les altérations du sang passent à un degré plus avancé, acquièrent assez d'intensité pour être désormais incompatibles avec le jeu normal des fonctions; en même temps, les modifications de ses propriétés physiques deviennent plus profondes, revêtent un

caractère de constance en rapport avec leur importance réelle,
et le caillot de la saignée se recouvre d'une fausse membrane
épaisse, élastique, résistante, opaque, blanche ou jaunâtre.
La *couenne parfaite* mérite de fixer l'attention du médecin,
parce que les états morbides qui peuvent la fournir sont net-
tement déterminés; et pour bien fixer la valeur pathologique
de cette production membraneuse, nous devons envisager
tour-à-tour deux ordres de faits très distincts l'un de l'autre.

La fibrine reste normale; les globules, s'éloignant de plus
en plus de leur moyenne physiologique 127, ne sont plus
représentés que par le chiffre 60, ou même par un nombre
inférieur : alors existe dans l'économie un état d'*anémie confirmée*. Les circonstances au milieu desquelles se développe
cette altération du sang sont très nombreuses; ainsi une in-
toxication saturnine, des accès souvent répétés de fièvre
intermittente, le travail dans les mines, les hémorrhagies
abondantes, ou faibles et de longue durée, un cancer de l'estomac, etc., etc., peuvent avoir pour effet commun de dépouiller le liquide nourricier de son élément globulaire. D'autres fois, c'est tout spontanément, en l'absence de toute cause
appréciable, que l'économie s'affaiblit ainsi, et la *chlorose*
prend naissance. L'*anémie* peut donc exister seule et fonder
par elle-même un véritable état morbide, la *chlorose;* elle
peut ne se montrer qu'à propos d'une autre maladie; mais
même dans ce cas, elle acquiert une grande importance, et
imprime à l'affection qu'elle accompagne un cachet tout particulier. Enfin, du moment où l'*anémie bien confirmée* existe,
il n'est plus permis au praticien d'en négliger la considération quand il s'agit d'instituer une méthode thérapeutique.
Les propriétés physiques du caillot sont, en cas pareil, pro-

fondément modifiées ; sa surface est recouverte d'une *couenne parfaite*. Les détails dans lesquels nous sommes entrés relativement aux phénomènes de la coagulation doivent suffire pour comprendre pourquoi, lorsque le sang est ainsi privé de la majeure partie de ses globules, leur précipitation s'effectue plus facilement et d'une manière plus complète. Pendant que le sang conserve son état liquide, l'hématosine a le temps d'abandonner les tranches superficielles, et la saignée se recouvre d'une couche épaisse, oléagineuse, essentiellement composée de sérum et de fibrine. Plus tard, lorsque le réseau fibrineux se forme spontanément, cette couche oléagineuse s'arrange en membrane ferme, opaque, épaisse, élastique, et le caillot est surmonté dans toute son étendue d'une *couenne parfaite*. Voilà donc un premier ordre de faits dans lequel, en l'absence de toute phlegmasie aiguë, par cela seul que le sang est profondément modifié dans sa constitution intime, nous constatons l'existence d'une *couenne parfaite*. Et si nous cherchons à nous rendre compte de l'altération du sang qui existe en cas pareil, nous verrons que c'est *une prédominance notable de la fibrine sur les globules*, due à une diminution considérable de la proportion de ce dernier élément.

Dans les phlegmasies aiguës, le chiffre normal des globules n'est pas notablement altéré, mais la proportion de fibrine est doublée, triplée même. et par suite il existe une *notable rupture d'équilibre* entre les proportions de ces deux élémens du sang. Nous devons donc nous attendre à voir une *couenne parfaite* recouvrir le caillot des saignées dans ces maladies. Une autre circonstance encore concourt à favoriser la production du *coagulum blanc* sur le sang des malades frappés d'inflam-

mation aiguë. Il est d'observation en effet que dans les cas
où existe un travail phlegmasique aigu, la coagulation du
sang s'effectue plus lentement qu'à l'ordinaire. Dès-lors
les globules, plus long-temps soumis aux forces de la pesanteur, sont plus complétement précipités et à une plus grande
profondeur, la *couche oléagineuse* ou *couenne liquide* qui recouvre la saignée est plus épaisse. Ce retard qu'éprouve la
coagulation du sang dans les phlegmasies aiguës est dû à ce
que la fibrine de nouvelle formation, qui s'y trouve en très
grande quantité, passe plus lentement de l'état liquide à l'état
solide. Cette particularité très remarquable explique comment,
dans le cours d'une même phlegmasie, le sang se coagule
d'autant plus lentement que les saignées ont été plus répétées,
et comment encore, sans que la proportion de fibrine ait augmenté, les dernières saignées peuvent présenter une couenne
plus épaisse que les premières. Toutes ces circonstances doivent être prises en très grande considération quand on veut
puiser dans les propriétés physiques du caillot des indications
relativement à l'opportunité d'un traitement antiphlogistique.

Ainsi donc, en résumé, dans l'anémie confirmée, les globules
sont réduits à de très faibles proportions et la quantité de fibrine reste intacte ; dans les phlegmasies aiguës, le premier de
ces élémens n'est pas sensiblement modifié, le second au
contraire s'est élevé à un chiffre très considérable. Ces deux
altérations du sang, si distinctes l'une de l'autre, caractérisant
deux états morbides très différens, ont cependant pour effet
commun d'entraîner une *rupture d'équilibre très marquée*
entre les élémens de ce liquide. Dans l'un et l'autre cas, les
propriétés physiques du caillot sont profondément modifiées,
et de manière à traduire par un même aspect un même rap-

— 64 —

port entre les proportions de ses principes constituans. La *couenne parfaite* reconnaît donc pour *cause essentielle* de sa production *une notable prédominance de la fibrine sur les globules rouges* (1).

On a dit depuis long-temps que, dans certaines circonstances mal définies par les auteurs, le sang de la première saignée pratiquée à un individu frappé de phlegmasie aiguë pouvait ne pas offrir la moindre trace de coagulum blanc, tandis que la seconde et les suivantes étaient *couenneuses*. Nous avons eu quelquefois occasion de vérifier l'exactitude de cette proposition, et en étudiant alors avec soin la composition du sang, nous sommes restés convaincus que ces faits ne constituaient qu'une exception apparente à la règle que nous venons de poser. En effet, lorsque la première saignée est dépourvue de *couenne,* elle a été pratiquée à une époque très rapprochée du début de la maladie, au moment où l'élévation du chiffre de la fibrine existe déjà, mais très faible encore ; de plus, le sujet frappé de phlegmasie présente tous les attributs de la pléthore, possède un sang très riche en globules. Ainsi donc, en cas pareil, l'excès de fibrine est faible, le chiffre des globules a dépassé notablement la moyenne 127 : il n'y a donc pas là encore cette prédominance du premier de ces élémens sur le second, prédominance sans laquelle la *couenne*

(1) Dans tous le cours de cette discussion, relativement aux causes de décoloration de la surface libre du caillot de la saignée, nous n'avons parlé que de la composition du sang. Nous avons, à dessein, passé sous silence toutes les conditions d'écoulement, de repos et de forme des vases qui peuvent favoriser, mais jamais déterminer par elles-mêmes la production de ces phénomènes. Nous avons supposé constamment que toutes ces précautions, d'ailleurs très bien connues, avaient été prises, et c'est dans cette hypothèse que nous avons raisonné.

parfaite ne se montre pas. Mais à la seconde saignée, la maladie aura marché, la proportion de fibrine aura monté, les globules seront descendus à leur moyenne et même au-dessous, et alors existera la *prédominance* nécessaire , et alors aussi la couenne se montrera. Il n'y a donc là rien qui ne vienne déposer en faveur de ce que nous avons établi.

Après ce que nous venons de dire , il serait fort inutile sans doute de chercher à expliquer pourquoi il suffit de l'intervention d'une phlegmasie aiguë pour rendre couenneux le sang tiré à un sujet frappé d'une maladie quelconque. Quoique les phlegmasies chroniques et sub-aiguës ne fournissent en général qu'une *couenne imparfaite*, cependant, si elles viennent à sévir sur des sujets profondément anémiés, la décoloration de la surface du caillot présente alors tous les caractères que nous avons assignés à la *couenne parfaite*. La production d'un pareil phénomène est, dans ces deux cas, la conséquence nécessaire des principes que nous avons posés.

Arrivons maintenant à la discussion de la proposition générale, dans laquelle M. Hatin prétend que la fibrine en excès dont nous avons constaté l'existence dans le sang des personnes atteintes de phlegmasie aiguë, n'est que de la couenne troublée dans sa formation

S'il a voulu dire par là que, dans les cas où nous avons constaté l'existence d'un excès de fibrine, le sang recueilli, avec toutes les précautions convenables et abandonné à lui-même, se serait toujours recouvert d'une *couenne parfaite*, nous n'aurons que fort peu de choses à lui répondre. Cependant nous lui dirons : lorsqu'un individu est jeune, pléthorique, si on lui pratique une saignée à une époque très rapprochée du début d'une phlegmasie aiguë, le sang peut ne

pas se recouvrir d'une couenne, et néanmoins par l'analyse
on constate déjà un excès de fibrine. Ce fait de l'absence de
la couenne dans les premières saignées pratiquées aux individus frappés d'inflammation, dans quelques cas particuliers,
était déjà connu depuis long-temps; nous avons démontré
que cette exception, plus apparente que réelle, tenait à la
présence dans le sang d'une très forte proportion de globules. Ainsi, pour nous, qui ne croyons pas que dans tous les
cas une phlegmasie rende nécessairement le sang couenneux,
la proposition de M. Hatin est fausse dans sa généralité,
même sous ce point de vue.

Mais ce n'est pas ainsi seulement que M. Hatin comprend
sa proposition, il dit (*loc. cit.* page 3) :

« La fibrine en excès et le coagulum blanc du sang se
« rencontrent identiquement dans les mêmes circonstances,
« sont une seule et même chose. »

Il est donc incontestable que M. Hatin est convaincu que,
par cela seul qu'une saignée est couenneuse, on est en droit
d'en conclure que le sang contient un excès de fibrine.
Voyons :

Dans la chlorose confirmée, la saignée se recouvre d'une
très belle couenne, et nous avons surabondamment démontré
que, dans ce cas, la fibrine n'était pas diminuée, mais n'était
pas en excès.

Dans toutes les anémies acquises sans que la fibrine soit
en excès, le sang se recouvre d'une *couenne parfaite;* ce sont
là encore des faits que nous avons mis hors de toute contes-
tation possible.

M. Hatin doit comprendre maintenant comment, pour
nous, l'*excès de fibrine* et le *coagulum blanc* sont deux choses

fort distinctes, puisque, d'une part, l'*excès de fibrine* peut exister sans *couenne*, et que, d'autre part, la *couenne* peut exister et existe fréquemment sans *excès de fibrine*.

Il doit comprendre encore comment il se fait que nous ayons pu caractériser les phlegmasies aiguës par une production d'un *excès de fibrine* dans le sang, sans pour cela dire que la *couenne* était un signe constant et infaillible de l'existence d'une phlegmasie ; erreur que nous repoussons de toutes nos forces.

Et cependant ces idées, nous ne les avons pas tenues cachées ; elles ont été professées à la faculté de médecine en décembre 1840, et publiées par M. le docteur Monneret, dans la *Gazette médicale* de Paris, plus de six mois avant l'apparition du mémoire de M. Hatin. Pourquoi n'a-t-il pas pris la peine de se mettre au courant de la science ? C'était un devoir pour lui de chercher à connaître notre manière de voir avant de nous attaquer, avant surtout de nous accuser de parler de *couenne* dans les cas où nous n'avons parlé que d'un *excès de fibrine*.

2ᵉ *Proposition* (*loco cit.*, page 10) : « Plusieurs actes « physiologiques engendrent un excès de fibrine, donc cet « excès n'annonce pas toujours une phlegmasie. »

M. Hatin commence par chercher à déterminer quelle est la quantité de fibrine qui se rencontre normalement dans le sang de l'homme, et, dans ce but, il analyse ce liquide chez 15 sujets. Or, pour que la moyenne ainsi obtenue pût représenter la quantité physiologique de fibrine, il aurait fallu que l'expérimentation portât sur des individus sains. Eh bien ! si l'on consulte le tableau de la page 12, on sera tout étonné de voir que ces sujets étaient tous malades, et, dans le plus grand nombre des cas, l'indication de la maladie s'y trouve faite en termes tellement vagues, qu'il est tout à-fait impossible de savoir si ces sortes d'affections devaient influer en plus ou en moins sur le chiffre de la fibrine, ou le laisser intact. Qui pourrait dire, en effet, ce que c'est qu'une *somnolence* ou une *pléthore cérébrale*, etc., etc.? La moyenne de M. Hatin est au moins douteuse.

Mais nous n'en avons pas encore fini avec cette moyenne. Jusqu'ici, les observateurs qui ont voulu calculer la quantité de fibrine qui entre dans le sang de l'homme, se sont crus obligés, après l'avoir lavée et dépouillée de toute la matière colorante, de la *dessécher* complétement, afin d'arriver à des résultats de quelque valeur. M. Hatin a cru pouvoir se dispenser de recourir à cette dernière précaution ; en sorte qu'il s'est contenté de peser la fibrine humide, c'est-à-dire la fibrine imbibée d'une quantité d'eau variable avec le degré nécessairement variable aussi de compression qu'il lui aura fait subir. On comprendra sans peine tout ce qu'une pareille manière de procéder renferme de chances inévitables d'erreurs grossières, et combien peu méritent de confiance des résultats fournis par une analyse aussi fondamentalement vicieuse. M. Hatin veut-il, en effet, se convaincre que la fibrine humide retient tantôt beaucoup et tantôt peu d'eau interposée dans ses mailles? Qu'il daigne jeter les yeux sur ce qu'ont dit, à ce sujet, les auteurs les plus recommandables. D'après MM. Chevreul et Lecanu, la fibrine humide contient les 4/5 de son poids d'eau ; d'après MM. Berzélius, Muller et Thenard, elle n'en contient que les 3/4 ; d'après Fourcroy, la quantité d'eau interposée ne s'élèverait qu'à 2/5, et enfin d'après M. Nasse, la quantité d'eau contenue dans la fibrine

humide varie de 1/3 à 1/5 de son poids. Que signifie maintenant le chiffre de 7 sur 1000 par lequel M. Hatin veut représenter la fibrine humide du sang de l'homme? Combien de
fibrine réelle, de fibrine sèche y a-t-il dans cette quantité 7?
Pour M. Chevreul, il y aurait 1,60 de fibrine sèche; pour
Berzélius, 1,75; pour Fourcroy, 2,80; pour M. Nasse de 4,66
à 5,60. Laquelle choisir de ces évaluations? Comment
retrouver le fil conducteur au milieu de ce dédale expérimental?

Ainsi donc, dès le début, et par cela seul, que se soustrayant à la nécessité hautement proclamée et reconnue par
tout le monde de dessécher la fibrine, il s'est contenté de la
peser humide, M. Hatin a frappé de nullité absolue toutes
les recherches qu'il a entreprises pour évaluer les variations
des proportions de cet élément du sang.

M. Hatin veut prouver que le travail de la digestion suffit
pour entraîner une augmentation dans la proportion de la
fibrine du sang. Ici, se trouvent des observations faites sur
l'espèce humaine et des expériences tentées sur des chiens.
Commençons par les premières.

Et tout d'abord nous rencontrons (*loc. cit.*, p. 13) cette
curieuse observation :

« Madame L...., âgée de 45 ans, est *sujette à une* MÉ-
« NINGO-CÉPHALITE *caractérisée*, entre autres symptômes,
« *par un dérangement dans les facultés intellectuelles*. Elle
« a, dans ce moment, quelques étourdissemens et un peu de
« céphalalgie; mais, du reste, elle se porte bien, et elle a
« vaqué toute la journée à ses travaux ordinaires. Cependant
« elle désire être saignée, car *elle craint le retour de son
« affection mentale, et veut le prévenir*.

« *Trois heures* avant l'opération, et pour tromper son
« appétit, elle prend *une tasse de gruau coupée avec du lait*.

« Son sang donne à l'analyse, en élémens blancs, près
« de 10 millièmes; savoir : fibrine, 5,868; hémaleucine
« (couenne), 4,773; total, 9,841.

« Si nous nous reportons au tableau précédent, nous
« trouvons donc ici 5,050 (de fibrine) au-dessus de la
« moyenne. »

Cette observation, véritable type de la manière de procéder de M. Hatin, mérite de nous arrêter un instant.

Une femme sujette à une méningo-céphalite! Ne dirait-on
pas, en lisant cette phrase, que la méningo-céphalite est
une de ces affections légères et insignifiantes qui ont le
privilége de troubler de temps à autre le repos de certaines
personnes, sans mettre le moins du monde leur vie en dan-
ger? S'il en était ainsi, il faudrait introduire de bien radicales
modifications dans le pronostic de la méningo-céphalite.
Ajoutons que les symptômes indiqués par M. Hatin, et qui
lui ont servi à diagnostiquer une pareille maladie paraîtront à
tout médecin praticien, nous ne craignons pas de le dire,
tout-à-fait insuffisans pour démontrer l'existence d'une inflammation du cerveau et de ses membranes. M. Hatin a
donc manqué de sévérité dans son diagnostic; voyons s'il en
a eu davantage dans ses procédés analytiques.

Il nous le dit lui-même : quand il a voulu évaluer la quantité
de fibrine qui se trouve dans une saignée *couenneuse*, voici
comment il a procédé : il a extrait la quantité de fibrine ren-
fermée dans le caillot subjacent à la *couenne*, et au poids
de cette fibrine humide il a ajouté... quoi? le poids de la
couenne elle-même. Et tous les matériaux qu'il a ainsi jetés

pêle-mêle sur le plateau de sa balance, il les a considérés comme de la fibrine. Il ne sait donc pas que la *couenne* est constituée par un canevas de fibrine retenant dans ses mailles une énorme quantité de sérum, c'est-à-dire d'eau, d'albumine, de matières grasses et colorantes, de sels organiques et inorganiques, et que les matériaux du sérum qui se trouvent dans l'épaisseur de la *couenne* surpassent en poids, et toujours de beaucoup, le canevas fibrineux qui en forme la trame. Loin de nous étonner maintenant que M. Hatin constate un excès de fibrine dans le sang des individus soumis à son observation, nous devons trouver la chose toute simple. Nous aurions été bien surpris qu'avec une semblable manière de procéder il fût arrivé à des résultats contraires.

Quoi qu'il en soit, M. Hatin constata que le sang de cette dame L...., sujette à une méningo-céphalite, fournissait 5 *millièmes de fibrine en excès*, après l'ingestion dans son estomac d'une *tasse de gruau coupé avec du lait*. A cet égard, nous aurons à faire les réflexions suivantes :

Les physiologistes évaluent à 30 livres ou 15 kilogrammes environ la quantité de sang qui circule dans les vaisseaux d'une personne ordinaire : pour ne pas exagérer, réduisons cette évaluation à 20 livres, 10 kilogrammes de sang. Madame L.... se trouvait donc posséder dans son système circulatoire 50 *grammes de fibrine en excès*. Et comme, d'après M. Hatin, *cet excès de fibrine* provenait du *chyle* formé dans son appareil digestif aux dépens de la *tasse de gruau coupé avec du lait* qui lui avait servi à tromper son appétit, il s'ensuit, en rapprochant ce fait des analyses connues du chyle ; il s'ensuit, disons-nous, que la digestion d'une simple *tasse de gruau coupé avec du lait* aurait suffi pour verser dans la veine sous-clavière gauche la quantité énorme de 20 *livres ou* 10 *kilogrammes de chyle*. Qu'est-il besoin de faire remarquer tout ce qu'il y aurait d'incroyable dans un pareil résultat ?

Nous ne nous arrêterons pas aux trois autres dames qui se trouvent placées à la suite de madame L....; ce seraient les mêmes réflexions à reproduire, et nous passerons aux expériences sur les chiens.

Nous trouvons ici sept expériences, d'où il résulte, dit M. Hatin (*loc. cit.*, p. 15),

« Que la digestion est suivie de la production d'un excès « de fibrine. »

Il faut sans doute que la non-dessiccation de la fibrine, et peut-être aussi quelque autre cause que nous ne connaissons pas bien, ait contribué à fausser les résultats des expériences tentées par M. Hatin ; car nous devons déclarer ici qu'ayant essayé de répéter ces sortes de recherches, nous n'avons pas été assez heureux pour constater cette prétendue augmentation de fibrine. Constamment, au contraire, nous avons trouvé avant le repas autant de fibrine qu'après, et cela sur six chiens que nous avons saignés les uns 3 heures et les autres 4, 5 et même 6 heures après l'ingestion d'une grande jatte de soupe grasse. Ces résultats se sont montrés avec la même constance dans tout le cours de nos recherches sur les bœufs, les moutons et les chevaux. Nous devons dire seulement que nous avions eu soin de dessécher complétement la fibrine avant de la peser, c'est-à-dire de nous mettre à l'abri de toute cause d'erreur. Nous engageons beaucoup M. Hatin à prendre lui-même à l'avenir ces sortes de précautions.

En terminant ce chapitre, M. Hatin croit devoir annoncer à

l'Institut que, dans certaines périodes de la grossesse, il a constaté une augmentation du chiffre de la fibrine. Qu'on nous permette de lui rappeler que ces résultats avaient, par nous été obtenus en octobre 1840, professés à la Faculté de médecine en décembre 1840, publiés par M. Monneret dans la *Gazette médicale de Paris*, et que son Mémoire n'a été lu à l'Institut que dans la séance du 6 septembre 1841.

3ᵉ *Proposition* (*loco cit.*, page 16) : « Les phlegmasies « aiguës n'engendrent pas toutes un excès de fibrine dans le « sang. La proportion de cet élément ne suffit pas pour les « distinguer des pyrexies.

« Certaines phlegmasies aiguës, dit M. Hatin, et princi- « palement celles qui ne portent que sur les muqueuses, « n'élèvent pas en général les proportions de la fibrine du « sang. »

Si M. Hatin a lu le mémoire dont il a entrepris la réfuta- tion, il a dû y rencontrer une cystite aiguë et six observations de bronchite aiguë, qui toutes ont fourni une augmentation notable dans le chiffre de la fibrine. Nous devons ajouter que, postérieurement à la publication de notre mémoire, les inflam- mations aiguës des muqueuses nous ont fourni invariablement les mêmes résultats. Comment détruira-t-il ces faits? Com- ment expliquera-t-il que les inflammations aiguës des mu- queuses se soient toujours présentées à nous avec cette augmentation de fibrine qu'il nie? Mais voyons sur quelles preuves il appuie son assertion.

Il cite deux cas d'ophthalmie aiguë dans lesquels la fibrine ne se serait pas élevée au-dessus de ce qu'il appelle *une moyenne physiologique de fibrine*. A ce sujet, nous lui adresserons la réflexion suivante.

Nous avons surabondamment démontré dans notre Mémoire que la quantité de fibrine en excès était *toujours* en rapport avec l'étendue du travail phlegmasique local. L'inflammation de la conjonctive constituant une phlegmasie fort limitée, il en résulte que l'excès de fibrine qui l'accompagne doit être lui-même peu considérable. Dès-lors, pour constater cette faible augmentation de fibrine, il devient nécessaire d'employer une méthode d'analyse exacte et rigoureuse. Est-ce en pesant de la fibrine humide, de la fibrine qui contient une quantité d'eau extrêmement variable, que l'on peut obtenir des résultats à l'abri de toute objection? Avant de poser des principes, choisissez donc des moyens d'investigation dont l'exactitude soit en rapport avec la délicatesse des phénomènes que vous recherchez.

Dans la fièvre typhoïde simple, malgré l'existence constante de lésions intestinales quelquefois très étendues, et malgré l'identité des caractères anatomiques de ces lésions et des désordres qu'un travail phlegmasique détermine dans les tissus, nous n'avons jamais rencontré une élévation du chiffre de la fibrine; au contraire, nous avons toujours vu que la fibrine diminuait en proportion à mesure que la maladie marchait vers des périodes de plus en plus graves. En outre, toutes les fois qu'un travail phlegmasique indépendant de la fièvre typhoïde venait à compliquer cette affection, nous avons vu toujours le chiffre de la fibrine monter, et traduire par son élévation l'existence d'une phlegmasie intercurrente. C'est ainsi que la pneumonie, l'érysipèle, etc., entraînent chez les malades atteints de fièvres typhoïdes, comme chez les autres sujets, une augmentation dans les proportions de l'élément spontanément coagulable du sang.

Les mêmes faits, avec la même constance, se sont présentés à nous dans toutes ces maladies que l'on désigne sous
le nom commun de pyrexies. Frappés de ce double résultat ,
et sans nous arrêter à l'apparence phlegmasique des désordres
locaux par lesquels ces maladies se traduisent constamment,
désordres locaux qui ne sont, à tout prendre, qu'un des nombreux élémens dont se composent ces affections générales ,
nous avons, du point de vue des altérations du sang , cru être
autorisés à établir une ligne de démarcation infranchissable
entre les véritables phlegmasies et les pyrexies. C'est à cette
distinction que M. Hatin s'attaque maintenant, et pour la ré-
duire, dit-il, *à sa juste valeur* (*loc. cit.*, page 18), il se propose d'établir le fait suivant :

« Les inflammations des muqueuses intestinales n'aug-
« mentent point la quantité de fibrine, alors même qu'elles
« sont simples et franches. »

A l'appui de cette assertion , M. Hatin rapporte un seul
cas de ce qu'il appelle une inflammation de la muqueuse
intestinale. Puisque ce cas est unique , on doit naturellement
s'attendre à ce qu'il soit très concluant. Nous allons voir s'il
en est ainsi, et pour cela nous le rapporterons textuellement :

« M. Manuel L....., âgé de 17 ans, est pris de douleurs
« abdominales, bientôt suivies de selles muqueuses, peu
« abondantes, mais répétées, et enfin d'un véritable ténesme.
« Le pouls est fort et accéléré : la peau moite et chaude. Il
« y a de la céphalalgie , de la courbature , *tout indique chez*
« *ce jeune homme une inflammation de la muqueuse intesti-*
« *nale, avec réaction fébrile.* Je lui fais une saignée de 462
« grammes , et je trouve en fibrine, 6,060 pour mille par-
« ties de sang.

« *Le lendemain, le malade était considérablement soulagé,*
« *le troisième jour, il était* GUÉRI. »

(Observ. x, loc. cit., page 18.)

Cette observation manque certainement de détails suffisans pour nous montrer quels étaient le degré et l'étendue de la phlegmasie intestinale : à peine l'existence même de cette maladie y est-elle démontrée. Pourquoi n'y est-il rien dit de l'état de la langue, de la soif, de l'appétit, de l'existence ou de l'absence d'une douleur à la pression, etc., etc. Cette phlegmasie aurait été en tous cas bien légère, puisque, dès le second jour, un soulagement considérable était obtenu, et que le troisième la guérison était complète. Nous devons donc répéter ici ce que nous avons déjà dit à propos de l'ophthalmie : quand l'inflammation est aussi limitée et aussi légère, l'augmentation de fibrine est trop faible pour qu'on puisse l'apprécier en se contentant, comme le fait M. Hatin, de peser la fibrine humide. Quant à la réaction fébrile qui existait ici, elle ne prouve rien dans ce cas particulier. Qui ne sait en effet avec quelle facilité, et sous l'influence de la moindre cause, la fièvre prend naissance chez certains individus ?

Avec ce seul fait, M. Hatin n'était donc ni en mesure ni en droit d'établir des lois et de détruire celles que nous avons appuyées sur des centaines d'observations.

Nous avons, nous aussi, trouvé l'occasion de saigner des sujets atteints de phlegmasies intestinales franches, de phlegmasies dont nous avons pu constater l'existence, le scalpel à la main, sur le cadavre, et, dans ces cas-là, comme dans toutes les phlegmasies possibles, la loi de l'augmentation de la fibrine s'est vérifiée.

Nous ne parlerons pas des autres observations que M. Hatin rapporte dans ce paragraphe, elles ne nous apprendraient rien de nouveau. Ce sont des fièvres typhoïdes qui, les unes simples ne s'accompagnent d'aucune augmentation de fibrine, les autres compliquées de pneumonie fournissent en excès de cet élément du sang. Nous avions établi ces vérités un an avant l'apparition du mémoire de M. Hatin, comment se fait-il qu'il veuille y trouver une arme contre nous ? Comment se fait-il surtout qu'après cela il se croie fondé à dire (*loc. cit.*, page 21) :

« Vouloir faire de l'excès de fibrine le signe pathognomoni-
« que, le caractère distinctif essentiel des phlegmasies, serait
« d'ailleurs jeter une perturbation aussi générale que peu
« fondée dans nos classifications nosologiques. La bronchite,
« l'ophthalmie, l'angine, l'entérite à l'état simple, ne seraient
« plus des inflammations; en revanche, les scrofules, les tu-
« bercules, la goutte en seraient de très violentes, et l'assi-
« milation physiologique des produits de la digestion devien-
« drait elle-même un état inflammatoire des plus graves, car
« elle engendre, comme elles, un excès de fibrine. »

Pour ce qui regarde la bronchite, l'ophthalmie, l'angine, l'entérite à l'état simple, nous venons de voir comment, loin de se séparer des autres inflammations, sous le rapport de l'augmentation du chiffre de la fibrine, elles se sont au contraire présentées à notre observation accompagnées de cette altération du sang. Si M. Hatin est arrivé ou a cru être arrivé à des résultats différens, nous avons surabon-damment démontré que c'est d'une part à son diagnostic, et d'autre part à son procédé analytique, essentiellement défec-tueux l'un et l'autre, qu'il doit s'en prendre. Encore sommes-nous étonnés qu'il parle, dans ses conclusions, de la bronchite et de l'angine, il n'y a nulle part dans son Mémoire aucune observation, nous ne dirons pas qui mérite, mais qui même porte ce titre.

Quant aux scrofules, aux tubercules et à la goutte, ceci réclame un mot d'explication. Chacun sait que, chez un individu scrofuleux, il arrive un moment où les ganglions engorgés s'abcèdent et suppurent ; qu'à une certaine période de l'existence des tubercules, il s'établit dans le tissu pulmonaire environnant un travail d'élimination en vertu duquel ces corps étrangers se ramollissent et qu'alors se produisent des cavernes dont les parois sécrètent du pus ; que, chez les goutteux, lorsque des concrétions tophacées se sont déposées dans les articulations, les synoviales, incessamment irritées par la présence de ces corps étrangers, deviennent aussi le siège d'un travail éliminatoire. Tout le monde, jusqu'ici, a été d'accord pour reconnaître que ces phénomènes étaient dus à l'intervention d'une phlegmasie qui venait frapper ici les glandes lymphatiques, là le tissu pulmonaire, ailleurs les séreuses articulaires. Eh bien ! il faut en convenir (et c'est une confirmation de la loi que nous avons posée), dans ces circonstances, si on vient à saigner un scrofuleux, un phthisique, un goutteux, on trouve dans le sang un excès de fibrine. Est-ce donc dire que les scrofules, les tubercules et la goutte sont des inflammations, que de reconnaître, soit avec le scalpel, soit par l'analyse du sang, l'existence d'un travail phlegmasique local dans ces organes et ces tissus irrités par la présence d'une véritable épine ? Vous savez bien, ou du moins vous devriez savoir, monsieur Hatin, que nous avons dit dans notre Mémoire que le tubercule *cru* ne s'accompagnait jamais d'un excès de fibrine, et que par suite nous n'avons jamais pu avoir la pensée de ranger les tubercules parmi les phlegmasies.

Reste donc l'assimilation des produits de la digestion. Nous croyons avoir assez longuement insisté sur l'histoire de madame L. sujette à une méningo-céphalite, et de cette tasse de gruau coupé avec du lait qui, prise dans le but de tromper l'appétit, entraîna une si profonde modification dans le sang de cette dame, pour ne pas avoir besoin de revenir encore une fois sur ce sujet.

« IVe *Proposition (loc. cit , p. 22)*: L'excès de fibrine, « considéré isolément, n'indique ni le degré de la maladie, « ni la nécessité de multiplier les émissions sanguines. »

Nous devons déclarer que nous ne répondrons pas à la seconde partie de cette proposition, qui s'occupe de l'excès de fibrine considéré comme indication thérapeutique. Nous n'avons jamais rien publié à ce sujet; nous ne nous occuperons donc pas des raisonnemens de M. Hatin, qui s'adressent à des opinions qu'il n'est pas autorisé à regarder comme nôtres. Mais nous sommes prêts à soutenir la controverse sur tout ce qui est relatif aux rapports que nous avons prouvé exister entre l'excès de fibrine et l'*étendue* et l'*intensité* du travail local.

A l'appui du premier membre de sa proposition, M. Hatin rapporte (*loc. cit.*, p. 24) un tableau composé de dix cas d'inflammation, dans lesquels, bien que la maladie eût déjà diminué d'*intensité* (il ne parle jamais d'*étendue*), le chiffre de la fibrine aurait, d'après lui, continué à monter. Puis il ajoute :

« Je crois ces chiffres assez éloquens pour me dispenser « de tout commentaire, et chacun y trouvera sans peine la « justification complète de ma dernière proposition. »

Nous taxerait-on d'injustice, si nous nous contentions ici de nier tout bonnement l'exactitude du diagnostic? Nous en aurions peut-être le droit, après avoir lu l'histoire de méningo-céphalite de madame L.... Mais nous voulons tenir le diagnostic pour bien posé, et cependant les raisons ne nous manqueront pas pour prouver que ces chiffres ne prouvent absolument rien.

D'abord, nous ferons observer que les faits de M. Hatin, fussent-ils incontestables et bien observés, ne détruiraient pas le moins du monde ceux qui nous sont propres et dans lesquels nous avons constamment trouvé l'excès de fibrine en rapport avec l'*intensité* et l'*étendue* de la maladie. Mais voyons à quoi tient réellement cette divergence, et si, par hasard, elle ne proviendrait pas d'une erreur commise par notre critique.

Supposons que, dans un cas de pneumonie, on pratique cinq saignées, à vingt-quatre heures d'intervalle entre chacune, et que la couenne se montre dans toutes. L'observation démontre que les couennes des premières saignées sont denses, fermes, élastiques, tandis que les couennes des dernières saignées sont molles, épaisses, peu résistantes. Si nous cherchons à nous rendre compte de cette différence, nous en trouverons facilement la raison dans le fait suivant. Les dernières saignées fournissent une fibrine beaucoup moins élastique et rétractile que les premières; et comme la couenne n'est qu'un canevas fibrineux imbibé de sérum, il en résulte nécessairement que les couennes molles, c'est-à-dire celles des dernières saignées, sont beaucoup moins revenues sur elles-mêmes que les couennes plus denses et plus fermes des premières saignées. Il y a donc dans les couennes molles beau-

coup plus de sérum que dans les couennes denses ; mais le
sérum se compose d'eau, de matières grasses et colorantes,
d'albumine, de sels organiques et inorganiques, toutes choses qui ont un poids très considérable. Or, comme il nous l'a
appris lui-même, dans l'évaluation de la quantité de fibrine
qui entre dans une saignée, M. Hatin prend la couenne tout
entière pour de la fibrine. En procédant ainsi, il commet donc
une erreur en plus, beaucoup plus considérable dans les dernières saignées que dans les premières, puisque les dernières
couennes contiennent beaucoup plus de sérum que les autres.
Ceci nous explique parfaitement comment il se fait que, bien
que la quantité de fibrine ait notablement diminué avec la
maladie, il doit trouver cependant qu'elle a augmenté. C'est
là une conséquence inévitable de sa manière d'analyser le
sang. Il a volontairement choisi un mauvais procédé ; nous
ne devons pas être étonnés de le voir arriver sans cesse à des
résultats trompeurs et par suite à de fausses conclusions.

Nous devons en outre faire remarquer que quand nous avons
parlé des rapports de l'excès de fibrine avec le travail phlegmasique local, nous avons toujours tenu compte et de l'*étendue* et de l'*intensité* de ce travail local. Or, M. Hatin ne
parle jamais que de l'*intensité*, et c'est là encore un vice
radical dans son raisonnement. Car tout le monde sait qu'une
inflammation peut s'aggraver, en gagnant du terrain, ou en
se limitant à un point très circonscrit ; et que, d'autre part,
elle peut envahir successivement des portions de plus en plus
étendues du même organe, et même s'étendre aux organes
voisins, sans que pour cela le travail local passe à un degré
plus avancé. Ce sont là des phénomènes qui doivent être pris
en sérieuse considération, quand on veut se rendre compte

des rapports qui existent entre l'altération du sang et la lésion phlegmasique d'un organe. M. Hatin, en ne s'occupant donc jamais que de l'*intensité* du travail local et en négligeant complétement l'*étendue* de la lésion, a volontairement déplacé la question, et n'a nullement répondu à ce que nous avons dit de la manière dont l'altération du sang était en rapport avec l'inflammation.

Que deviennent maintenant ces chiffres qu'il croyait si éloquens? ils ont parlé, mais ils ont parlé contre lui. Nous ne pouvons que lui répéter ce que nous lui avons dit en commençant l'analyse de son mémoire :

Par cela seul que se soustrayant à la nécessité hautement proclamée et reconnue par tout le monde de dessécher la fibrine, il s'est contenté de la peser humide, M. Hatin a frappé de nullité absolue toutes les recherches qu'il a entreprises pour évaluer les variations des proportions de cet élément du sang.

CONCLUSIONS GÉNÉRALES.

I.

On peut toujours déterminer *exactement* la quantité de fibrine du sang. La diminution de proportion de cet élément, que nous avons signalée dans certains états morbides, est *réelle* et non l'effet d'un retard survenu dans sa coagulation spontanée.

II.

Les moyens employés pour calculer la proportion des globules rouges du sang sont à l'abri de toute objection.

III.

Le procédé d'analyse que nous avons suivi dans nos recherches doit fournir, *sans erreur sensible*, les proportions de fibrine, de globules, de matériaux solides du sérum et d'eau qui entrent dans la composition du sang. (1)

___

(1) Un savant, dont le nom sera toujours considéré comme une grande autorité en chimie organique, Berzélius, après avoir déclaré que ce procédé présente le degré d'exactitude désirable dans des recherches de ce genre, ajoute :

« En comparant ces analyses entre elles on peut se faire une idée des « variations des quantités relatives des élémens qui accompagnent les « différentes maladies, et, sous ce point de vue, *on a fait un grand pas* « *relativement à l'application de la chimie animale à la médecine.* » (Rapport annuel sur les progrès de la chimie, 1841, page 263 (2e année). Chez Fortin, Masson et comp.. libraires.

IV.

Les diverses décolorations de la surface libre du caillot des saignées n'ont pas toutes la même importance et doivent être séparées en trois catégories bien distinctes; 1° *irisations* et *plaques verdâtres*; 2° *couenne imparfaite*; 3° *couenne parfaite*. (1)

V.

Les *irisations* et *plaques verdâtres* sont des phénomènes de l'ordre physiologique dont l'apparition doit être rapportée à une extrême vitesse d'écoulement du sang.

VI.

La *couenne imparfaite* se forme dans les circonstances les plus diverses. Elle est due à une *faible prédominance de la fibrine sur les globules*, qui peut exister avec le maintien de la santé et être l'effet de toutes les maladies possibles.

VII.

La *couenne parfaite* ne se montre que dans les *anémies confirmées* et les *phlegmasies aiguës*. Elle est toujours due à une *prédominance notable de l'élément fibrineux sur l'élément globulaire*. (2)

---

(1) Dans tout ce que nous disons des propriétés physiques du caillot, nous supposons toujours que le sang a bien coulé, et qu'on a pris le soin de l'abandonner à lui-même dans un repos complet.

(2) L'anémie et la phlegmasie aiguë sont deux états morbides liés à deux altérations du sang bien distinctes. Le premier est caractérisé par une diminution considérable du chiffre des globules: le second, par

VIII.

Il n'existe pas dans la science de fait bien observé qui prouve que le travail de la digestion suffit à lui seul pour produire la *couenne parfaite*. (1)

IX.

Il n'existe pas dans la science de fait bien observé qui prouve que l'exercice gymnastique suffit à lui seul pour produire la *couenne parfaite*.

une augmentation notable de la proportion de fibrine. Nous avons expliqué (pag. 60 — 64) comment, dans ces deux cas, le caillot de la saignée contenait proportionnellement beaucoup plus de fibrine que de globules, et comment la surface libre présentait la même altération de ses propriétés physiques. Il serait inutile de revenir ici sur ce sujet.

(1) Depuis long-temps l'expérience nous a démontré qu'il suffit de retarder la coagulation spontanée du sang pour déterminer l'apparition de la *couenne* dans des cas où, sans cela, elle ne se serait pas formée. C'est ainsi qu'en mêlant à du sang encore liquide une dissolution de sulfate de soude, de sel marin et même de sucre, nous avons souvent produit des *couennes* d'une manière tout artificielle, et cela, bien entendu, sans altérer en aucune façon la proportion de fibrine. Nous concevrions donc sans peine que l'arrivée du chyle dans le sang pût agir en retardant sa coagulation et favoriser la production de la *couenne*. L'observation pouvait seule nous éclairer à ce sujet ; nous l'avons interrogée, elle nous a répondu négativement. Mais ce n'est pas ainsi que M. Hatin a compris cette prétendue influence du travail digestif. Il a dit et soutenu qu'en pareille circonstance, les élémens de la production pseudo-membraneuse étaient directement fournis par le chyle lui-même. Nous avons fait voir combien une pareille manière d'interpréter le phénomène serait défectueuse et vicieuse. Ainsi donc :

La *couenne* ne se montre pas dans le sang tiré pendant le travail de la digestion :

Et quand bien même elle se montrerait, l'explication fournie par M. Hatin est en contradiction flagrante avec tout ce que nous apprend l'expérience.

X.

Au début des phlegmasies aiguës, quand l'augmentation du chiffre de la fibrine est encore faible, et que, par suite de la constitution des malades, le sang est trop riche en globules, la première saignée peut ne pas se recouvrir d'une *couenne parfaite*. Dans ce cas, la prédominance de la fibrine par rapport aux globules n'existe pas encore ; l'absence de *couenne* n'est donc pas alors une exception à la proposition VII.

XI.

La *production de la couenne parfaite* et l'*augmentation de la proportion de fibrine* sont deux choses bien distinctes, puisque d'une part, dans les anémies confirmées la *couenne parfaite* se montre sans que le chiffre de la fibrine ait dépassé ses limites physiologiques, et que d'autre part la *couenne parfaite* peut ne pas se former sur la première saignée pratiquée au début d'une phlegmasie aiguë, chez un individu pléthorique, bien que déjà la proportion de fibrine soit augmentée.

XII.

Le travail de la digestion n'exerce aucune espèce d'influence sur la proportion de la fibrine du sang.

XIII.

Les *phlegmasies aiguës*, qu'elles existent à titre de maladies primitives ou de simples complications (1), s'accompa-

(1) Il est bien entendu que nous ne parlons pas ici de ces lésions de solides, élémens essentiels des pyrexies dont elles forment la manifes-

gnent toujours d'une augmentation de la proportion de fibrine. Ce sont les seules affections dans lesquelles le sang présente ce genre d'altération. (1)

XIV.

L'augmentation de la proportion de la fibrine du sang est toujours en rapport direct avec l'intensité et l'étendue du travail phlegmasique.

tation locale constante. Nous avons surabondamment prouvé que ces lésions, résultat des mêmes causes qui ont produit les maladies générales dont elles sont inséparables, peuvent bien revêtir tous les caractères anatomiques d'un véritable travail phlegmasique, mais sont toujours insuffisantes à elles seules pour entraîner une élévation du chiffre de la fibrine.

(1) Pour que le sang fournisse un excès de fibrine, il ne suffit pas qu'un solide soit le siège d'un travail phlegmasique, il faut encore que l'altération locale présente un certain degré d'acuité. Nous avons démontré, dans notre mémoire, que les inflammations réellement chroniques, sans réaction fébrile, n'élevaient jamais le chiffre de la fibrine au-dessus de ses limites physiologiques. A l'appui de cette proposition, nous avons rapporté des observations de bronchite, d'angine, de pleurésie, etc. chroniques, et nous avons eu depuis de fréquentes occasions d'en vérifier l'exactitude.

FIN.

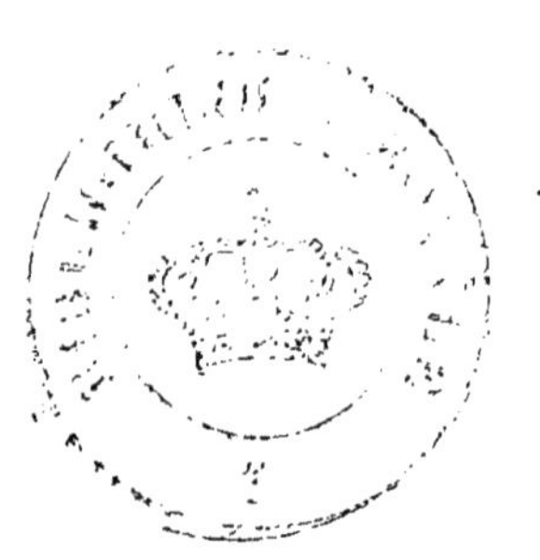

Publications nouvelles:

COURS ÉLÉMENTAIRE

D'HISTOIRE NATURELLE

A L'USAGE

DES COLLÉGES, DES SÉMINAIRES ET DES MAISONS D'ÉDUCATION,

RÉDIGÉ CONFORMÉMENT AU PROGRAMME DE L'UNIVERSITÉ DU 4 SEPTEMBRE 1840.

Comprenant la Zoologie,
la Botanique, la Minéralogie et la Géologie,

PAR

MM. Milne EDWARDS, A. de JUSSIEU, BEUDANT.

Chaque partie forme un beau volume in-12, avec un grand nombre de figures intercalées dans le texte, se vend : 6 fr.

BARRIER. Traité pratique des maladies de l'enfance, fondé sur de nombreuses observations cliniques. 1842, 2 vol. in-8.   16 fr.

BECQUEREL (A.). Séméiotique des urines, ou Traité des altérations de l'urine dans les maladies, suivi d'un traité de la maladie de Bright aux divers âges de la vie. *Paris*, 1841, 1 vol. in-8, avec 17 tableaux.   7 fr. 50
— Traité théorique et pratique des maladies des enfans, spécialement considérées depuis la fin la première dentition jusqu'à la puberté. Cet ouvrage sera publié en 6 livraisons environ de 160 à 200 pages. Prix de chaque.   2 fr. 25

BERZELIUS. Rapport annuel sur les progrès de la chimie, présenté le 31 mars 1840, à l'Académie des sciences de Stockholm, traduit du suédois, sous les yeux de M. BERZELIUS, par PLANTAMOUR. *Paris*, 1841, 1 vol. in-8. Prix.   5 fr.
— Deuxième année. Rapport présenté le 31 mars 1841. *Paris*, 1842, 1 vol. in-8. Prix.   5 f.

DELESSERT (B.). Recueil des Coquilles décrites par LAMARCK, dans son Histoire naturelle des Animaux sans vertèbres, et non encore figurées.
  Cet ouvrage est publié en 4 livraisons, comprenant chacune 10 pl. gr. in-folio, magnifiquement gravées et coloriées, et accompagnées d'un texte explicatif.
    Prix de chaque livraison.   45 fr.
    En noir sur papier de Chine   30 fr.
    Il a été tiré 8 exemplaires de luxe sur grand papier.   90 fr.

Ouvrages en Souscription:

BONAMY et BEAU Atlas d'anatomie descriptive du corps humain.

Cet ouvrage, du format jésus in-8, renfermera 200 planches, toutes dessinées d'après nature et lithographiées. Depuis le 15 octobre 1841, il paraît régulièrement au moins une livraison chaque mois. 12 livraisons seront en vente le 15 avril 1842. Chaque livraison contient 4 planches, accompagnées d'un texte explicatif raisonné.

Prix de la livraison, fig. noires.   2 fr

—   —   fig. coloriées.   4 fr.

BRONGNIART (Ad.). Histoire des végétaux fossiles, ou recherches botaniques et géologiques sur les végétaux renfermés dans les diverses couches du globe. *Paris,* 1828-1839; ouvrage publié en 2 vol. grand in-4 et 300 planches, paraissant par livraisons de 6 à 8 feuilles de texte et de 15 planches. Prix de chacune.   3 fr.

    (*Les livraisons* 1 *à* 12 *formant le premier volume, et les trois premières* (13e *à* 15e) *du tome* 2e *sont en vente.*

CUVIER (G.) Règne animal, distribué d'après son organisation pour servir de base à l'histoire naturelle des animaux, et d'introduction à l'anatomie comparée. Édition accompagnée de planches gravées représentant les types de tous les genres, les caractères distinctifs des divers groupes, et les modifications de structure sur lesquelles repose cette classification; par une réunion d'élèves de Cuvier, **MM.** Audouin, Deshayes, d'Orbigny, Duvernoy, Dugès, Laurillard, Milne Edwards, Roulin et Valenciennes.

Cette édition se publie *à compter du* 25 *mai* 1836, par livraison de deux feuilles de texte environ et quatre planches, sur grand jésus vélin. On vend séparément les diverses parties dont l'ouvrage se compose, et même une seule livraison comme *specimen.* Cet ouvrage est divisé ainsi qu'il suit.

Mammifères et races humaines par MM. Laurillard, Milne Edwards et Roulin).	120 pl.
Oiseaux (par d'Orbigny).	100
Reptiles (par Duvernoy)	46
Poissons (par Valenciennes).	120
Mollusques (par Deshayes).	120
Insectes (par Audouin).	140
Arachnides (par Dugès) et Edwards.	30
Crustacés (par Milne Edwards).	70
Annelides (par le même).	30
Zoophytes (Idem).	100

Prix de la livraison : Figures noires.   2 fr. 25 c.

Figures coloriées.   5 fr.

La partie des reptiles est terminée, celle des oiseaux et celle des poissons le seront très incessamment; elles formeront chacune un Traité complet qui se vendra séparément, cartonné en 1 volume de texte et 1 volume de planches.

Les Reptiles, par M. DUVERNOY, 1 beau volume, avec atlas de 46 pl., titres gravés :

Figures noires.   27 fr.

Figures coloriées   60 fr.

CUVIER (G.). Leçons d'anatomie comparée, 2e édition, corrigée et augmentée par MM. Georges et Frédéric Cuvier, Laurillard et Duvernoy. *Paris,* 1836-1839, 8 vol in-8. Chaque volume.   7 fr.

    (*Les tomes* 1er, 2e, *et* 4e, *en deux parties,* 5e, 6e *et* 7e *sont en vente. Le 3, et le* 8e *paraîtront prochainement*).

Ouvrages sous presse :

BARRESWIL et **SOBRERO**. — Appendice à tous les traités d'analyse chimique (paraîtra en juin 1842).

'CHENU. — Etudes conchyliologiques ou description et figures de toutes les coquilles connues, vivantes et fossiles, classées d'après le système de Lamarck, et comprenant les genres nouveaux et les espèces récemment découvertes.

Ce magnifique ouvrage, qui pourra servir d'atlas à tous les traités de conchyliologie, sera divisé par monographies de familles. Chaque monographie formera un ouvrage complet, et se vendra séparément. La publication commencera par la monographie des annélides sédentaires et des cirrhipèdes, et se fera par livraisons, comprenant chacune 5 planches, grand in-folio, gravées et coloriées avec le plus grand soin et accompagnées d'un texte explicatif du même format que les planches.

Prix de chaque livraison coloriée. 30 fr.

Il n'est pas publié d'exemplaires avec figures noires. La première livraison paraîtra le 15 mai.

FOVILLE. — Traité complet de l'anatomie, de la physiologie et de la pathologie du système nerveux cérébro-spinal. 3 vol. in-8 et atlas de 16 pl., petit in-folio, dessinées d'après nature et lithographiées par MM. E. BEAU et BION, sur les préparations de M. FOVILLE, médecin en chef de la Maison royale de Charenton.

Le premier volume, contenant la partie anatomique, paraîtra, avec l'atlas qui en dépend, le 1ᵉʳ juillet 1842.

LENOIR (A.). — Précis de médecine opératoire basée sur l'anatomie et sur la pathologie chirurgicale. Un vol. grand in-8 jésus, imprimé sur deux colonnes et accompagné d'un atlas de 100 planches, du même format que le texte, toutes dessinées d'après nature et lithographiées par M. E. BEAU.

L'ouvrage sera publié en 30 livraisons qui paraîtront de mois en mois, et qui contiendront chacune 2 feuilles de texte et 3 ou 4 planches.

Prix de la livraison, avec fig. noires. 2 fr.

avec fig. coloriées. 3 fr.

LIEBIG. — La chimie organique, appliquée à la physiologie animale et à la pathologie. *Paris*, 1842, 1 vol. in-8. 5 fr.

LONGET. — Anatomie et physiologie du système nerveux chez l'homme. *Paris*, 1842, 2 vol. in-8, avec planches gravées. Prix. 14 fr.

ANNALES

DES

SCIENCES NATURELLES,

SECONDE SÉRIE.

COMPRENANT LA ZOOLOGIE, LA BOTANIQUE, L'ANATOMIE ET LA PHYSIOLOGIE COMPARÉES
DES DEUX RÈGNES, ET L'HISTOIRE DES CORPS ORGANISÉS FOSSILES,

rédigées pour la zoologie,

PAR MM. AUDOUIN ET MILNE EDWARDS;

pour la botanique,

PAR MM. BRONGNIART (AD.) ET GUILLEMIN.

Ces deux parties, paraissant chaque mois depuis le 1er janvier 1834, ont une pagination distincte, et forment, chaque année, 2 volumes de botanique et 2 volumes de zoologie, accompagnées l'une et l'autre de 24 à 36 planches gravées avec soin et coloriées toutes les fois que le sujet l'exige.

	Pour Paris,	les départemens,	l'étranger.
Pour les deux parties réunies.	38 fr.	40 fr.	44 fr.
Pour une partie seulement.	25	27	30

ANNALES

DE CHIMIE ET DE PHYSIQUE,

3e SÉRIE.

RÉDIGÉES PAR MM. GAY-LUSSAC,

ARAGO, CHEVREUL, DUMAS, PELOUZE ET REGNAULT.

Ces Annales paraissent de mois en mois, à dater de janvier 1816, par cahier de 7 feuilles d'impression, et forment par an 3 vol. in-8, accompagnés de planches gravées en taille douce.

Le prix de l'abonnement est, pour Paris, de 30 f.; pour les départemens, de 34 f.; franc de port par la poste, et pour plusieurs pays de l'étranger, de 38 fr.

Rabais de la 2e série.

La 2e série des Annales de chimie et de physique, par MM. GAY-LUSSAC et ARAGO, comprend 25 années (de 1816 à 1840), et forme, avec les tables, 78 vl. in-8.

Le prix de cette collection a été réduit, à partir du 15 août 1841, à la somme de 320 fr.

On peut se procurer séparément la plupart des années au prix de 12 fr.

Les 3 vol. de tables, ou même chacun des 3 vol. se vendent aussi séparément.

IMPRIMÉ CHEZ PAUL RENOUARD,

rue Garancière, n. 5.

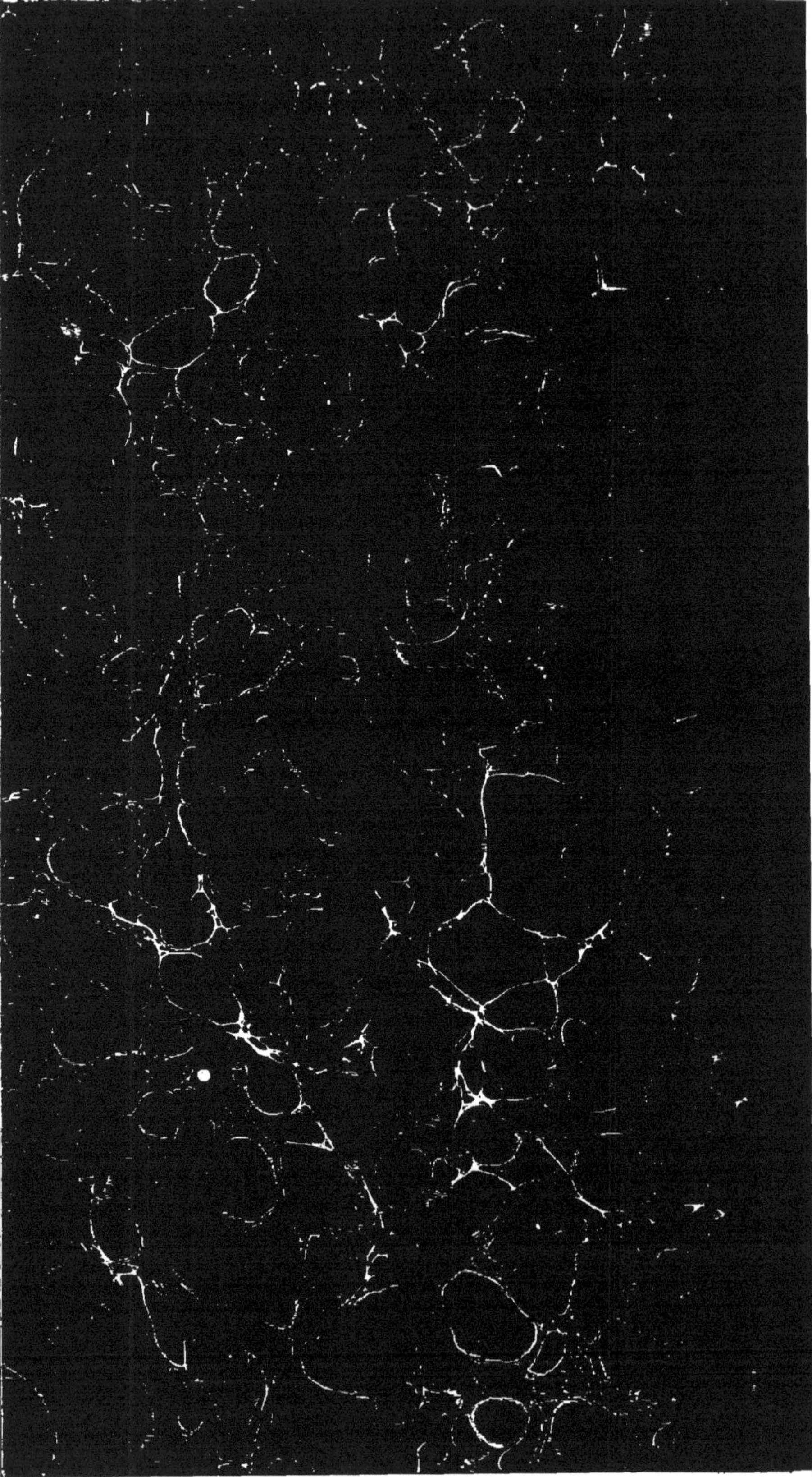

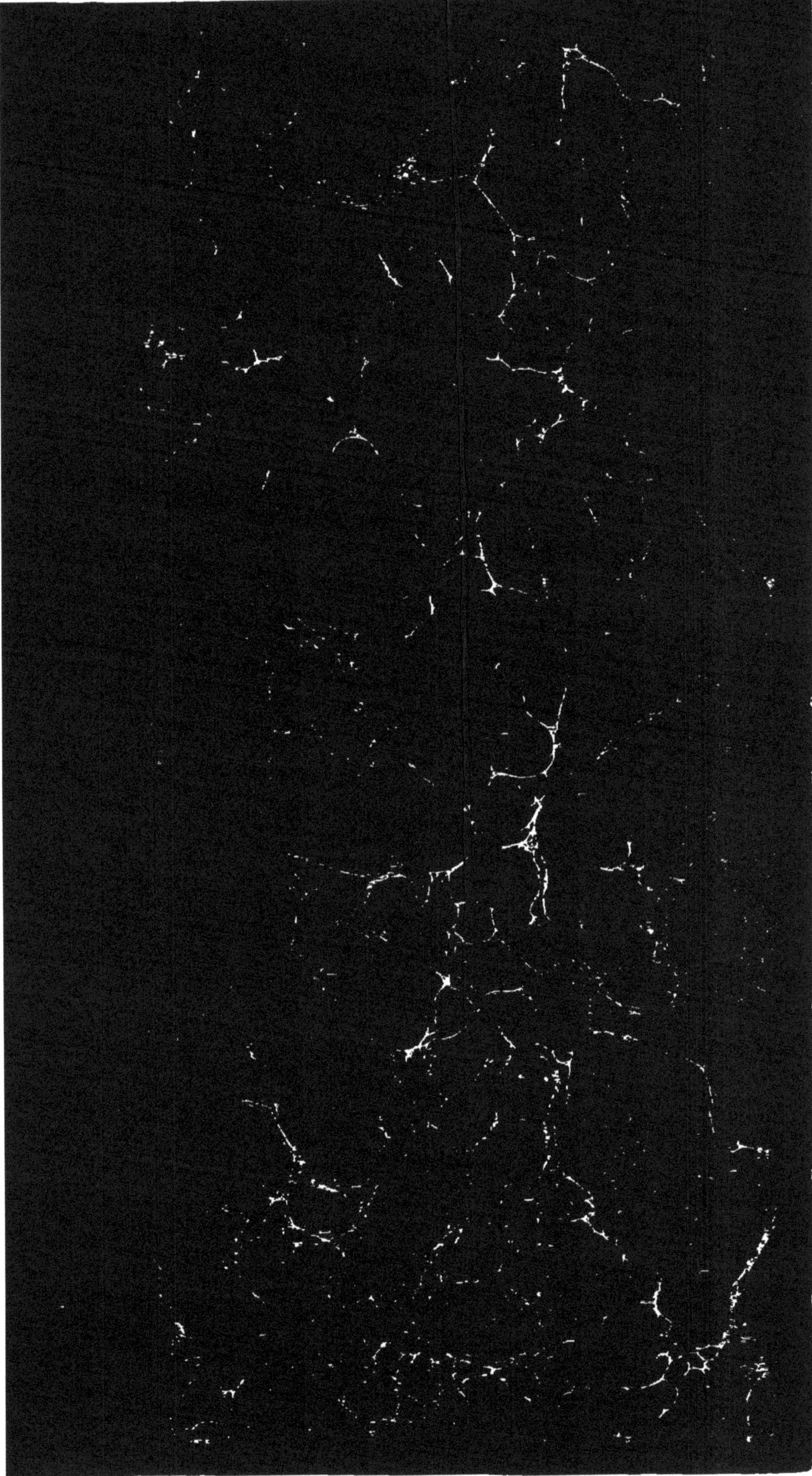

www.ingramcontent.com/pod-product-compliance
Ingram Content Group UK Ltd.
Pitfield, Milton Keynes, MK11 3LW, UK
UKHW020916120726
13693UKWH00003B/1032